U0014490

天使靈氣在人間

作者◎周清華

來自克莉絲汀‧柯瑞的推薦

　　將天使靈氣帶到人間，看著它在世界各地擴展開來，一直是我與已故丈夫凱文的榮幸與驕傲。從 2002 年我們在英國教授第一個工作坊開始，如今天使靈氣已在全球超過 27 個國家深根；而台灣就是最推崇天使靈氣的國家之一。

　　天使靈氣跟一般的靈氣十分不同，它始於最深層的靈性哲理，並隨著我們的時代不斷的在改變。

　　療癒的目的在於豐富並進一步支持我們走在靈性的道路，而愛與智慧正是天使靈氣最根本的哲理。我們在工作坊上教授的學理，則是基於最古老且永恆的真理；這真理不是取自於東方或是西方的科學，而是來自於宇宙最古老智慧的源頭。

　　天使靈氣療癒與道家中所說的「無為」有美妙的共同之處，但對於現代人忙碌的心靈而言，要選擇靜下來什麼都不做，或許有些困難。其實你只要簡單的靜下心，讓自己沈浸在無為的療癒空間裡，就能達到天使靈氣至高的平靜與真理。

天使靈氣之所以在台灣迅速的拓展開來，正代表你們對於追求古老真理的開放與慈悲心。我感謝台灣的 Elizabeth Chou 在 2014 年來到英國與我一起學習天使靈氣，並播下讓天使靈氣在台灣成長茁壯的種子。

　　天使靈氣為我們這個時代帶來療癒，為了揭開這被遺忘的古老真理，我著作了一本英文書 Angelic Reiki - The Healing of Our Time 闡述天使靈氣與療癒。

　　最後在此我由衷感謝 Angela Chou（周清華）撰寫「天使靈氣在人間」這本書，以真實的故事來細說天使靈氣和神奇的療癒。我相信這本書能為讀者帶來啟發，並在追求愛與智慧真理的基礎上，為生活帶來平靜。

　　關於更多天使靈氣的資訊，請瀏覽我們的官方網站：www.angelicreikiinternational.com

天使靈氣共同創辦人 Christine Core

Christine Core

＊以下為推薦序原文，供讀者參閱

It has been an absolute privilege and honour for both my late husband Kevin and I to bring Angelic Reiki to this earth and cherish its growth around the world. First taught in England in 2002, Angelic Reiki is now found in over 27 countries around the world and one of the most popular is Taiwan.

Angelic Reiki is not just another Reiki. It is founded on an ever-deepening understanding of Spiritual philosophy reflecting and responding to the great changes of our time.

The intent of a healing is to enrich and support our spiritual path. The foundation of this path in Angelic Reiki philosophy, is Love and Wisdom. The wisdom taught on our workshops is based on ancient and timeless truths. Not truth taken from the East or the West, but on Universal Truths that are the source of all ancient wisdom teachings.

An Angelic Reiki healing is beautifully congruent with the Taoist wisdom of Wu Wei. It can be difficult for our modern minds to let go of the desire to do something and improve ourselves. Simply to rest in the profound healing space of Wu Wei is where we meet then truth and peace of Angelic Reiki.

Angelic Reiki blossomed quickly in Taiwan revealing an openness to the compassion that lies there based on aninstinctive knowing of your ancient truth. I am grateful to Elizabeth Chou who came to the UK to study with me in 2014 and seeded the growth of Angelic Reiki in Taiwan.

Angelic Reiki brings "The Healing for Our Time", and with this the challenge of unveiling forgotten ancient truths. The title of my book in English is "Angelic Reiki − The Healing of Our Time".

I thank Angela Chou for bringing the information together for this book and I trust it will inspire the reader to open their lives to finding their own truth based on Love and Wisdom, and find peace in their daily lives.

For more information, visit our website:
www.angelicreikiinternational.com

Christine Core, Co-Founder of Angelic Reikic

Christine Core

讓天使靈氣的神奇與愛傳遍全世界

帶領天使靈氣這些年，很肯定的看見，會被天使靈氣吸引的學生都是來自天使王國的生命。帶領天使靈氣的老師更是深受天使王國倚重，在天使王國佔有重要一席之地的偉大靈魂。

我所知道的周清華老師，就是一個純真良善、正直無私、多才多藝、給予學生無條件愛的人間天使。

她對天使的信任與熱愛，可以從她積極帶領《天使靈氣》、《天使之愛》工作坊、從事天使靈氣療癒服務、經常與別人分享天使的奇蹟與感動可見一般。

每次與她聊天，聽見她談到要把自己的餘生奉獻給天使王國，讓更多人認識天使、感受天使的愛與照顧，把推廣天使靈氣當成後半輩子的志業，總是令我深深為之動容；我在心中讚嘆著，這麼坦率熱情的老師真是難能可貴，能夠成為她的學生必定是非常幸福幸運的一件事啊！

「天使靈氣在人間」是周清華老師回報天使王國的愛、送給天使的禮物。她把自己學習天使靈氣，在天使的陪伴下一路成長的歷程無私沒有保留的與大眾分享，書中她對大天使Michael的信任，尤其令人感動。

這本書也是她兌現自我承諾的第一步，她把多年來帶領天使靈氣工作坊、溫馨感人的療癒故事和經驗集結成冊，書中活生生的親身見證，讓天使王國的頻率落實人間，不再那麼遙不可及，讓我們知道天使的愛是如此的平易近人、隨手可得。

　　同樣身為天使靈氣老師，我非常感謝周清華老師的分享，讓更多人認識來自純淨無條件之愛國度的天使能量，同時見證天使靈氣的神奇與偉大！

　　我相信這本書的誕生，將會讓純淨的天使靈氣散播到更遠的地方，照顧更多的人，讓全人類與地球得到神性之光的關注與眷顧。

　　看到這本書的讀者，請相信你是來自天使王國的生命，天使王國已經在召喚你歸隊了，趕快加入天使靈氣執行師的行列吧！執行你來地球的任務，成為天使之光的管道，讓天使靈氣的神奇與愛傳遍全世界。

伊莉莎白‧周(Elizabeth Chou)：
把天使靈氣從英國傳播到台灣的先驅和首席教師。

粉絲專頁網址：
埃洛希娜白光天堂, https://www.facebook.com/elohimna

這本書因你的需要而誕生

「天使靈氣太好了！可是卻不知道要怎樣跟人分享做推介……」

閒聊中常聽學員提及類似的困擾，我非常同理他們所說的，就連帶好幾年天使靈氣工作坊的我，也很難用簡短的語言向人介紹形而上的天使靈氣。我常想：如果有一個工具能夠代替天使靈氣說話，或提供些資料讓人做參考，那不知道有多好啊！

可是這個工具到底是什麼？又有誰會熱心提供資料給大家呢？我思考很久，始終無解。

有一天，我像牛頓被蘋果K到似的突然有了靈感：最複雜的事物要從最簡單的方式講起；看不見的概念要用看得見的事實來傳達。「說故事」是一個好的方法！讓親身經歷過天使靈氣療癒的人現身說法，這是最好的見證，也是最有說服力的工具。

於是我接受挑戰，以「說故事」的敘事觀點寫作，詳細記載天使為人帶來神奇的療癒，和個別人與天使互動的真實事例。

我把書的內容分為三個架構。

壹.工作坊和個案療癒： 20 篇含蓋天使靈氣精髓和療癒方法的神奇故事。每篇文末附加《細說天使靈氣》的單元，讓讀者從故事中瞭解天使靈氣，簡單扼要，擺脫學理的枯燥。

貳.天使與我同在的幸福日子： 12 篇我與天使互動的心情日記。文中有我對天使的感激之情、祈求幫助和指引、訴說心情點滴；也有很「盧」的時候，跟天使討價還價、抗議、哭訴、不順從……從這些真情的抒發，讀者不難理解如果天使沒有給人足夠的愛和安全感，我怎麼敢冒犯天使對祂們沒大沒小。

參.感謝天使的服務與愛： 12 篇具名又附照片的人物專訪。描述天使如何給予個別人溫暖的支持和實際的幫助。這看似別人的故事裡或多或少有你我共同的生命議題，在閱讀別人生命歷程的同時，也會為自己帶來滋養和啟示。

我特意選用「你、我、他」三種不同人稱的觀點來看天使靈氣，而不是作者一個人閉門造車自說自話。44 篇真實的故事，每一篇都溫馨感人，傳達天使滿滿的愛。

在寫作的過程中我彷彿進入時光隧道，回到一個又一個故事場景，親身體驗了天使愛的照護和我給人溫暖的支持。這些年天使靈氣讓我的身體、情緒體、心智體、靈性各個層面快速的揚升，我非常感謝伊莉莎白老師將天使靈氣從英國帶回台灣，我們才有福氣享有這套殊勝的療癒系統。當然我也感謝每一位來到我身邊的學員和個案，是你們成就了今日的我。

這本書在國內新冠疫情尚未趨緩期間完成，我投稿了兩家出版社都沒音訊，連想自費出版也聯絡不上總編。動彈不得兩個月後才知道這本書的出版被賦予一個神聖計劃，不是我個人想自費出版就可行的。這個神聖計劃是：天使邀請學員們用「認購」的方式參與本書的出版，這樣一來人人都是通路，就更能推廣天使靈氣了。藉由大家共同參與凝聚力量的過程，我們能具體看見～原來創造顯化這麼簡單。

　　我接獲這個神聖計劃的訊息之後，即刻在群組裡佈達，一週內學員們認購了五百多本；等稿件送至出版社後我再佈達一次，又追加了四百多本，總共認購壹仟本，剛好達到我們預期的目標。短短時間內能夠有壹仟本認購數量，這不僅感動了我，也讓所有的學員看見奇蹟，明白創造顯化的過程真的就是這麼簡單。

　　這本書當初的構想是偶然，現在的出版卻是必然。如果你已是天使靈氣家人，請多運用這本書跟人分享做推介。如果你是感興趣的朋友，想多暸解天使靈氣，它是很好的媒介。

　　這本書是因你的需要而誕生的。

目錄・CONTENT

壹

工作坊和個案療癒 · 15

壹

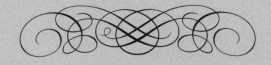

工作坊和個案療癒

老師妳是仙姑嗎？

　　有一年的時間，我與教養院的少女們每週日都有約會，早上與她們一起觀賞電影，討論戲裡戲外的人生，下午再視學員的個別需要給予天使靈氣的支持和療癒。

　　今天與她們討論「通靈少女」的時候，有一位學員竟然問我：「老師妳是仙姑嗎？」

　　這個問題讓我好吃驚，但是她們似乎很感興趣，大聲嚷嚷：「水哦！好問題。」

　　「說說看，妳們為什麼把我和仙姑聯想在一起？」我好奇的問。

　　甲學員發言：妳讓我的憂鬱症好起來了。我患有嚴重的憂鬱症，只要憂鬱起來就想自殺，來教養院還不到半年就住了兩次精神護理之家，醫生給我開的藥愈來愈多，吃藥後整天昏沈沈的，好想睡覺，反應也變慢，好像行屍走肉。老師為我傳了四次天使靈氣之後，我每天心情都很好，體力也增強了，醫生把我的用藥減半，我不需要再靠安眠藥入睡了。

　　「哇～太好了！恭喜妳。」我真為她高興。

乙學員接著說：我親眼看見有一個學員突然想起傷心事，情緒激動得大哭大叫，拿著美工刀要割腕自殘。老師走過去對她說了幾句話，她竟然讓老師把手放在她肩膀上傳靈氣，一會兒，她的情緒就穩定了。

　　丙學員：有一次看電影的時候，我突然想起死去的媽媽，一直哭個不停，老師安慰我，並且用雙臂擁抱我。我知道老師在擁抱我的時候偷偷為我傳送靈氣。天使靈氣好溫暖，讓我感受到滿滿的愛，心情不知不覺就好起來。

　　丁學員：我本來很不甘心被安置在教養院，想盡各種方法逃院最後還是被抓回來。跟老師諮詢一段時間之後，我明白一切都是最好的安排，我在院裡反而是一種保護。現在我不再逃跑，我下定決心不再過以前的生活了。

　　戊學員：前陣子我天天睡不著覺，身體好累，每到半夜就感覺有個男靈對我說話，並且睡在我身旁。老師為我傳送一次天使靈氣之後，那個男靈就不再出現了。

　　「原來，妳們覺得我會療癒各種疑難雜症，所以才會把我跟『仙姑』聯想在一起？」我恍然大悟。

　　「其實，妳有點像又不會太像。仙姑辦事要做法會，妳只是把手放在人的肩膀上，奇蹟就發生了。」

「處理靈的問題時，妳不像宮廟的人說的那麼令人害怕。天使靈氣充滿正向能量，讓人感覺好溫暖也好放鬆。」

聽完學員的分享，我回答她們：

「親愛的大家，謝謝妳們熱烈的分享，不管妳們稱我仙姑也好，花菇也好，我比較喜歡說自己是天使靈氣的《管道》，它比較貼切。」

「什麼是《管道》呢？我把它比喻成一條電線。當我把手放在你肩膀為你召喚天使時，就好像把插頭插進插座裡，通電了！天使的愛和振動頻率就透過我的手綿延不斷傳送給你。」

「天使的振動頻率會提升我們的能量，並且讓靈魂想起～我是完美的神性存在，因此會自動啟動我們內在那原本俱足的愛、智慧與力量來療癒自己，解決自己的問題。」

「所以，並不是我治好了你的疑難雜症；真正的療癒師是天使和你自己。我只是維持住療癒空間的管道而已。」

「好神奇哦！」

「老師，我可不可以介紹我爸媽和朋友去找妳？」

「當然可以，不過除了妳們之外，我一律要收費哦。」

一堂電影討論課就在大家真心分享、輕鬆愉快的氣氛中結束。

　　我很感謝孩子們跟我分享這些發現，它是一種力量，支持我繼續走在服務的道路上。

《細說天使靈氣》

聽孩子們的分享是否覺得天使靈氣很神奇，想多瞭解祂。讓我來簡介天使靈氣。

Q：天使靈氣是什麼？

天使靈氣代表天使無條件的愛。任何人接收天使靈氣就等於接受天使的愛、祝福、光明與智慧，他的思想意識、言行舉止將更接近天使，並終將成為天使。

「天使靈氣」能量來源是：「天使王國」眾多天使純粹的愛和頻率。

所有靈氣（Reiki）能量來源都包括：來自宇宙的自然能量。

所以精準的說，天使靈氣能量來源是：「天使王國」眾天使的能量＋宇宙的自然能量。

Q：天使靈氣是西方的宗教嗎？

天使靈氣不是宗教。

天主教、基督教的朋友不用擔心學天使靈氣會褻瀆神，沒有將榮耀歸於神。佛教、道教和其他宗教的朋友也不要覺得格格不入，深怕學了天使靈氣跟您的信仰有所抵觸。

天使回應每個召喚祂們的人，不管這個人的宗教信仰是什麼，都一視同仁。

祂們尊重每個人的宗教信仰，從來沒有要我們放棄原本的信仰，皈依祂們或崇拜祂們。

學天使靈氣就像結交了一群「天使朋友」。交朋友沒有藩籬，不會因為對方的省籍、種族、宗教信仰與我們不同就排斥他，不跟他來往。而且這群天使朋友非常給力，總是竭盡所能幫助我們。祂們的愛是無條件的，白白的給，不求回報的哦。

Q：「天使靈氣」和「天使療法」相同嗎？
「天使靈氣」和「天使療法」不一樣。

天使靈氣的學員都受過天使王國的清理、點化。
@他們成為天使靈氣的「管道」，可以傳送天使靈氣給別人。
@他們與天使的關係是親密的「合作夥伴」。

天使療法只能召喚天使來療癒，無法成為「管道」傳送靈氣療癒人，跟天使也沒有合作的關係。

Q：天使靈氣與其他靈氣有什麼不同？
我們可以從五個面向來做比較和瞭解：

一、能量來源：

@天使靈氣主要能量來源是天使王國的「天使」。

@其他靈氣（如臼井靈氣、昆達里尼靈氣、卡魯那靈氣、阿育吠陀靈氣等）主要能量來源是某位「大師」，或「光的兄弟」、「佛菩薩」。

二、清理、點化者：

@天使靈氣由天使王國的眾「天使」直接為我們做清理、點化。

@其他靈氣體系是由「靈氣老師」來執行清理、點化。

三、靈氣符號、咒語：

@天使靈氣的符號帶有獨特的「神性振動」，可以喚醒人們的神性。療癒時不用畫靈氣符號，也不用唱誦咒語。

@其他靈氣體系需要背記各種符號功能，療癒時要畫靈氣符號和唱誦咒語。

四、療癒師：

@天使靈氣的療癒師是天使，傳送靈氣的人稱為「管道」或「執行師」。

@其他靈氣體系稱呼傳送靈氣的人為「療癒師」。

五、療癒層次：

@其他靈氣體系的療癒能量傳達到身體和乙太體。

@天使靈氣的療癒層次包涵：身體、乙太體、情緒體、心智體、靈性體、業力層次、祖先層次、前世層次等。

Q：說說天使靈氣的緣由：

把「天使靈氣」傳遞到人間是宇宙造物主（神）的旨意。
有鑒於地球即將從三次元的振動頻率進入五次元，宇宙的造物主希望人們在地球揚升的陣痛中得到更多神聖能量的護持，減輕痛苦和阻礙，順利的揚升，因此祂想賜下一套療癒工具支持人類。

造物主把這個計劃委託給祂的特別助理～麥達昶大天使（祂是天使王國最高級別的六翼天使）。由麥達昶大天使物色人間管道，把這一套工具傳遞出去。這套工具被命名為「天使靈氣」。

麥達昶大天使挑選了英國籍的凱文‧科瑞（Kevin Core)成為這套系統的傳遞者。祂從 2002 年 10 月～2003 年 2 月，花了四個月的時間，把天使靈氣傳遞給凱文‧科瑞。

凱文‧科瑞和他的妻子克麗絲汀‧科瑞（Christine Core）積極把天使靈氣傳遞出去。傳了六年，凱文‧科瑞在 2009 年 6 月 2 日離開人世，返回大使王國，作為大天使約菲爾的一個面向。

克麗絲汀‧科瑞繼續這份傳遞工作。現在克麗絲汀‧科瑞是全球天使靈氣的掌舵者，總部設在英國。

從 2003 年 6 月開始傳遞天使靈氣到現在，短短十幾年，天使靈氣堪稱由造物主直接賜予的「最新」神奇工具。
總而言之「天使靈氣」是一套療癒工具；也是揚升工具。

神奇的奉獻空間

　　莉芳長得非常漂亮，她在南部獨資開了一家護理中心，一看就知道她是一位精明幹練充滿知性的女性。

　　在天使靈氣 1&2 階工作坊的第一天，我對她的談吐和敏銳的感知力留下深刻的印象。

　　工作坊第二天一大早她就站在門口等候。

　　「老師，不好意思，我來早了，我實在迫不及待要跟您分享討論昨天晚上的經歷。」

　　「昨天晚上，我按照老師的吩咐做了一次完整版的《奉獻空間》。實在是太神奇了！當時我只有點著客廳的小燈，可是霎那間整個屋子都亮起來，我看到好多天使光球在家裡迴旋。」

　　「沒多久，我看到好多黑色的影子在屋子裡竄來竄去，似乎在躲避天使，一會兒這邊發出聲音，一會兒那邊發出聲響，空氣當中充滿了緊張的氣氛。」

　　「這場《貓抓老鼠》的遊戲大概持續十幾分鐘才結束。而我再也沒有睡意，整夜為這神奇的際遇讚嘆不已，巴不得趕快與您分享。」

　　「我知道這些存有（黑色的影子）是我從工作場所帶

回來的。我時不時就瞥見他們從我的視角掠過，送也送不走，真不知道該怎麼辦才好？」

「我不知道這些存有為什麼要跟著我？我也不知道可以跟誰談論這種靈異現象？即使看了很多身心靈的書，但是書上都沒有寫這類問題；我是信上帝的人，無論如何不會去宮廟祭改。」

「所以，我只好麻痺自己的感官，明明知道他們存在卻裝成沒這回事，您說我天天過這種日子會不會精神錯亂啊！」

「沒想到，昨天晚上做了一次奉獻空間多年來的困擾就有解決之道，我好開心，好感動哦。」

「太棒了！」我為莉芳感到高興。

「奉獻空間除了淨化場地之外還有許多作用，今天課堂上我請複訓的學長分享他們的例子，讓學員更瞭解。」

「妳可以把昨晚的經歷跟大家分享嗎？」

「可以呀。」莉芳爽快的答應。

莉芳的分享引起熱烈的迴響。

慧玲學姊首先分享：我的體質敏感，出國住飯店是我旅遊中最困擾的事。睡覺時我經常被鬼壓床，要不就是被推下床。

自從學了天使靈氣之後，我進飯店的房間一定先做奉獻空間，這樣就可以不受干擾一覺到天亮。

有一次我做完奉獻空間後跟同事出去夜遊，回來的時候竟然在房間正中央看見一根長羽毛，入住的時候明明沒看見這根羽毛的呀。我知道天使已經來過，那晚睡得特別安心。

珮珮學姊接著說：奉獻空間可以讓場域維持在愛與和諧的頻率中。

以前我家兩個小男孩非常躁動，在家蹦蹦跳跳，跑來跑去，爬高爬低，沒有一刻安靜，還經常吵架、打架。自從我每天在家做奉獻空間之後，他們安靜多了，不再吵架、打架，樓下的住戶好久沒向我抗議了呢。

我偶爾也會在店裡做奉獻空間，發現做奉獻空間那天老闆和主管比較不會罵人，同事相處比較和氣，當天的業績也會比較好。

在夜店為小姐化妝的 JJ 學姊說：奉獻空間可以建構一個安全的場域。

我在工作場所經常感到不舒服，嚴重時還會一路打嗝回家，但是只要一進我家門，所有的不舒服和打嗝就不見了。我想是我每天在家做奉獻空間，為我們家打造了一個銅牆鐵壁般的防護罩。

這一期的新學員琪琪也發表：昨天晚上，我回家做了一次奉獻空間，並沒有特別的感覺，可是我先生下班回來，他在客廳來回走了幾次，看看天花板的燈，再看看家俱擺設，突然問我：「你換了客廳的燈泡？」

我回答他沒有換燈泡，他一臉狐疑的說：「怎麼感覺今天客廳特別明亮寬敞？」

真好笑，本以為我先生是個麻瓜，沒想到他竟然比我還敏銳。

新學員嘉華也說：我知道奉獻空間最主要目的就是～召喚天使來。

推薦我來上天使靈氣的朋友在家做奉獻空間時，監視錄影機意外錄到很多天使光球，我就是被這個視頻吸引來學天使靈氣的。

哇！學員的分享是最佳的教材，活生生印證了天使靈氣「奉獻空間」的殊勝和威力。

《細說天使靈氣》

・「天使靈氣1&2階」工作坊的主旨是：

1・ 透過天使王國的清理、點化成為天使靈氣的「管道」，能夠傳送天使無條件的愛。

2・ 與天使王國成為親密的合作夥伴。

3・ 學習很多種天使靈氣的療癒方法。

・「奉獻空間」是天使靈氣非常重要的一個儀式，如果少了這個儀式就不叫「天使靈氣」，只能稱為「天使療法」。

・天使靈氣的「奉獻空間」分為：

@簡易版的奉獻空間

@完整版的奉獻空間

・簡易版的奉獻空間只有兩句話：

「我把這個空間奉獻給光的天使國度」

「我召喚光的天使國度臨在於這個空間」

這兩句話的目的是～祈請、召喚天使來工作。

・完整版奉獻空間的作用是：

一・歡迎光的天使王國降臨

也就是透過這個儀式表明：

「天使啊，我把這個空間交給祢們來使用。」

「這裡就是光的天使國度。」

二・清理、淨化空間

空間不光指一個場地，還包括：建築物、建築物裡所有的人和物品。

奉獻空間會建構白金網、揚升柱廊、揚升火焰來清理、淨化整棟建築物裡的人和物品。

三・提高身體的頻率

天使降臨會帶來極高的振動頻率，打通我們的穴道、經絡，讓我們更能安住在此時此刻。

四・建構一個安全的能量場域

所奉獻的空間會有多項的保護機制，好像擁有銅牆鐵壁般的防護力。

五・照著儀式做會有神奇的事發生

奉獻空間的效益是「倍數遞增」，如果用「數字」量化是這樣的：

$1 \times$ 第 1 次 $= 1$

$1 \times$ 第 2 次 $= 2$

$2 \times$ 第 3 次 $= 6$

$6 \times$ 第 4 次 $= 24$

．

．

（ ）× 第 12 次 = 3040'00000

哇！才做 12 次奉獻空間數字就累積到：3040'00000
如果一年做 365 次，會累積多少？
如果兩年做 730 次，又會累積多少呢？

趕快做奉獻空間吧！

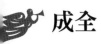# 成全

　　阿霞是一位五十出頭的鄉下婦女，透過朋友介紹來到我的工作室。她進來開門見山就問我：「老師，你看我會佮阮尪離婚未？」

　　看著眼前這位婦人，我心中覺得好笑，這種問題怎麼會來問我？要不要離婚是個人自己做決定的為何要問別人？我這裡又不是宮廟在給人問事。

　　但從阿霞中氣十足的聲調和破題法，我判斷她是一個豪爽、直來直往的人，沒什麼心機，一定是這個問題困擾她很久了，她才會這樣問。

　　「為什麼妳會這樣問？」
　　「妳想跟妳先生離婚嗎？」我想了解她問題背後真正想要解決的是什麼。

　　「老師，你有所不知，阮尪無緣無故離家出走兩年。」
　　「這兩年來我到處都找不到他，也到派出所報案了仍然沒有他的消息，我不知道他是生還是死？到底跑去哪裡了？」
　　「夫妻一場，好歹總要給我捎個音訊，不要讓我擔心

瞎猜疑，這兩年對我有多折磨啊！」

「你看！」阿霞激動的從皮包掏出一個信封，手有點顫抖的打開信件。

「這是法院的傳票，我告他沒履行夫妻義務，無故離家出走兩年。」

「所以，妳並不是真的想要跟先生離婚，妳只是想藉由法律來幫你尋夫？」我似乎聽出蹊蹺。

「是的！我沒有辦法只好出這一招，讓法律來幫我找人。」阿霞點頭默認。

「高招！」我打從心底佩服這位婦人。

「阿霞，天使和神佛並不會介入人們的感情和生活面，要不要離婚是由個人做決定的，祂們不會替妳做決定哦。」

「我能為妳做的是～祈請天使為妳帶來先生的訊息，化解妳心中的千千結。至少天使靈氣會讓妳的心情好起來的。」

「對！我就是想知道我先生跑去哪裡了？」阿霞迫不及待的說。

為阿霞傳完天使靈氣之後，我問她：「心情是否好一

點？」

阿霞回答：「舒服多了，心中那塊大石頭好像被搬走似的，終於可以大口呼吸了。」

「妳先生失蹤這兩年對妳來說可真是折磨，剛開始擔心他的生死，後來由擔心轉為氣憤，懷疑他是不是跑去小三那裡。兩年來你的心情一直在擔憂、懷疑之間盪來盪去，錯綜複雜。」

「是啊！不愧是老師，你完全瞭解我這兩年的心情。遇到這種事情，真是要哭無目屎。」

「對了，剛剛在療癒的時候，我看到一個大約五十幾歲的男人，長得瘦瘦高高的，眼睛很大，皮膚黑黑的，右邊鼻翼有一顆大黑痣。他拿著鋤頭在山上鬆土，好像要種什麼農作物似的。」

「他是阮尪啦！」阿霞大聲說。
「原來他是跑到山上耕種。」

「你怎麼確定他就是妳先生？」
「我先生右邊鼻翼有一顆大黑痣。」
「以前他就常說，等孩子長大他的責任完成之後，他要到山上找一塊地住下來，種種青菜和水果。我以為他只

是說說而已，沒想到他真的這麼做。」

「要到山上去也要告訴我一聲，這樣無聲無息就走了，真不知道他在想什麼。」阿霞語中雖帶埋怨，卻難掩心中的歡喜。

「所以，過幾天在法庭碰到他，妳知道怎麼做？」

「嗯，我知道怎麼做。一切看事辦事，看他打算怎樣再做決定。」

「老師，多謝你。」

阿霞的情緒明顯開朗多了，她抬頭闊步走出工作室，對於幾天後與先生法庭見面充滿希望，並且胸有成竹。

兩個禮拜後的某一天，阿霞打電話給我，她告訴我 ～她離婚了。

她先生選擇一個人繼續待在山上，懇請阿霞成全他的心願，並且原諒他兩年來不辭而別。他祝福阿霞能夠遇到一個好男人，勇敢追求後半輩子的幸福。當然兩人也達成協議，假日阿霞可以帶著孩子到山去看他。

聽阿霞心平氣和敘述他們的決定，我由衷的欣賞她。短短兩個禮拜的時間，她釋放了兩年來的委屈和擔憂，最後選擇成全，這是多麼不容易啊。

《細說天使靈氣》

・在天使靈氣的療癒裡，有時候執行師（又稱：管道）和個案會看到某些畫面、文字、像動畫般有情節的影像、或聽到一些話、一種直覺 ⋯⋯這些都是訊息，是天使在傳遞跟這次療癒相關的資料。

・天使靈氣執行師在傳達訊息的時候，被要求如實把所看到的畫面，或聽到的話語，原汁原味的傳達，不添加個人的詮釋。通常執行師只要如實的傳達訊息，個案自己會知曉這訊息帶給他的是什麼意義。

例如：執行師告訴阿霞：

「我看到一個差不多五十歲的男人，長得瘦瘦高高的，眼睛很大，皮膚黑黑的，右邊鼻翼有一顆大黑痣。他拿著鋤頭在山上鬆土，好像要種什麼農作物似的。」

阿霞一聽就知道這個男人是他的先生。

・如果執行師在傳送靈氣的時候，沒有看到畫面，也沒聽到什麼話語，這一點也不會影響療癒的效果，因為天使靈氣的療癒師是天使，而不是傳送靈氣的人。

・每一次的療癒都是天使為個案量身訂做的「完美療癒」；對天使有信心，相信祂們從來不失誤，是讓天使靈氣產生效果的不二法門。

萬年老師

在一場天使靈氣1&2階工作坊上，我奉獻空間完正準備開始課程，一位男學員舉手示意我暫停一下，他從座位上站起來，走到聖壇旁打開電燈開關，瞬間整個聖壇明亮起來。

「麥達昶大天使問我可不可以幫祂開聖壇的燈？」

「祂和 Michael 大天使早就來到工作坊。」

「祂們很開心的在聊天，迫不及待要開始今天的工作坊。」

原來這位男學員有靈視力，他看得到天使，也聽得到天使的訊息。我很不好意思，今天竟然點了聖壇的蠟燭卻忘了開燈，以後要謹慎一點，並且多點幾盞蠟燭讓聖壇燈火通明。

經過清理、點化後，有一位女學員的靈性天賦被開啟了，她能接收訊息並且看到畫面。

在學員兩個兩個互相練習療癒方法的時候，女學員幫男學員看見他有一世曾經是祭司；男學員幫女學員看見她有一世曾經是薩滿；兩人對於過去世的身分很有感覺，一點也不覺得唐突。

我很羨慕學員在工作坊上可以互相療癒，他們愈療癒愈有精神，愈療癒氣色愈好，各個容光煥發神采奕奕的。而工作坊帶領人被附予維持療癒空間的責任，無法參與學員間的療癒練習。

　　「遠距療癒」練習時，我想到因為接收者不在現場，學員無法與他互動交流。靈機一動，把學員分成兩組，一組自行決定傳送靈氣的對象，一組指定傳送靈氣給我，這樣傳送者和接收者雙方就可以在現場做討論與印證了。

　　我並沒有告訴學員我要療癒什麼主題，由天使決定吧。只是在接收靈氣時我腦海裡想著：
　　「我可以教天使靈氣到什麼時候？」

　　男學員傳完靈氣說：
　　「老師，你的身體很好，沒有什麼毛病。」
　　「我看到你過去有很多世都當老師。」
　　「你很親切，很尊重學生，學生都很喜歡你。」
　　「你的教導很特別，學生想學什麼你就教什麼，學生需要什麼你就給什麼，很 free。」

　　女學員也說：
　　「你這一世也都當老師。」
　　「我看到你在不同的場合教課，有教幼稚園小朋友，也有教中學生和成年人。」

我印證女學員所說的：

「是的，我在幼兒園當過幼教老師和園長共18年；後來改教小學生和國中生的閱讀寫作共16年。」

「在教中小學生閱讀寫作時，我覺得書香社會的形成不能只鼓勵孩子閱讀，家長也需要閱讀，因此我組織《媽媽讀書會》，培訓《校園故事媽媽》來帶動親子閱讀風氣。」

「帶領婦女成長團體幾年之後，我走進身心靈圈學習各種療癒方法，最後找到天使靈氣，我覺得祂簡單易學效果又好，所以就一路走到這裡。」

「從踏入社會到現在我教了40年，可以說從年輕教到老。」

「你還會一直教下去。」男學員說。

「蛤，還要一直教下去？我年紀都麼大了，還要拖著行李箱四處帶天使靈氣工作坊？」

「你的身體很健康，體力可以負荷得來的。」男學員回答。

「在我眼前突然浮現英國女王伊莉莎白二世的臉，或許你會教到像女王這把年紀吧。」女學員說。

「天啊！老佝佝了，有誰會想要上一個老婆婆的課？」我真不敢相信。

　　「會有很多人來找老師的，您是很棒的導師，愈老愈珍貴。」女學員回答。

　　我謝謝兩位為我傳送靈氣的學員，告訴大家：
　　「當我們為別人傳送天使靈氣時，即使對方不知道他要療癒什麼，沒有設定療癒主題，天使會從他最需要療癒的地方，或最想要瞭解的問題著手。」
　　「剛才我就沒有告訴傳送者我要療癒什麼主題，只是在心裡想著～我可以教天使靈氣到什麼時候？天使收到我的訊息之後，就透過兩位學員來為我解答，讓我對這個議題的過去、現在、未來有全盤的瞭解。」

　　「好特別哦，妳的過去、現在、未來都是當老師。」女學員說。
　　「你是萬年老師。」男學員做了最後的結論。

　　一場「遠距療癒」的現場交流就此畫下句點。

・麥達昶大天使是把天使靈氣傳給人類的大天使，無論進行哪個階段的工作坊，帶領者都會在聖壇放置麥達昶大天使的照片。麥達昶大天使會親臨每個場次的工作坊，祂是學習天使靈氣的人一定會認識的大天使。

・Michael 大天使（在聖經裡稱為米迦勒大天使），祂是天使界的「萬人迷」，在天使靈氣工作坊擔任切斷業力連結，以及多項的清理工作。每次傳完天使靈氣都要請 Michael 大天使來封存錨定能量，所以祂也是學習天使靈氣者一定會認識的大天使。

・「遠距療癒」是一種不需要透過身體的接觸，就可以為對方療癒的方法。它在現今社會被普遍廣泛的運用。

・遠距療癒個案必須「安靜坐著」或「躺著」。所以一定要跟個案約好時間，請他在療癒的時間靜心，不宜在戶外做動態的活動。如果個案身居國外，一定要考慮到時差，挑選對雙方都恰當的時間。

・如果要為不認識的人傳送天使靈氣，一定要知道對方的「全名」和「住址」才能連結到對方。

．如果要為生病住院，或開刀動手術的人傳送天使靈氣，一定要知道對方在哪家醫院？哪一個病房？幾號病床？（例如：基隆長庚醫院加護病房第 8 床。斗六台大醫院加護病房第 6 床。）

媽媽認得我了

　　大年初二是女兒回娘家的日子，我和外子、女兒、女婿、孫子享用完豐盛的午餐之後，正在收拾碗筷，這時手機鈴聲響了。

　　「老師，恭喜新年好。」原來是美秀打來的。

　　「不好意思，大年初二就向老師求救，我可以請您為我媽媽做療癒嗎？」

　　「我媽年前發生車禍，被撞得不省人事，在醫院住了好多天才醒過來，可是醒來之後卻不認得我們，她失去記憶了。」

　　「母親是家庭的靈魂人物，媽媽現在這個樣子，我們回家過年一點也不像過年哪。」美秀的聲音有些哽咽。

　　「我好懷念媽媽做的筍乾控肉，那是她過年必備的一道年菜，如今已經成為絕響，成為感傷和懷念的味道。」美秀說著說著哭了。

　　聽美秀訴說我心有戚戚焉，每逢佳節倍思親，我的母親過世好多年了，現在想要再吃她料理的年菜，只有在夢裡。而美秀的母親還健在，如果能讓她恢復記憶，那該有多好啊！

「美秀，把妳媽媽的姓名、住址寫在 Line 上傳給我，一會兒我就為她傳靈氣。」

「傳送一次天使靈氣不一定會讓伯母恢復記憶，但是對她的健康一定有幫助。」

「老師，我明白，一切看媽媽的造化。」

我即刻為美秀媽媽傳送靈氣。過程中沒有看到畫面，也沒有接獲訊息，就只是處於平靜的狀態。

傳完靈氣，我在美秀的 Line 上寫：「已經為伯母傳完靈氣，祝福她恢復記憶。」

沒多久，美秀打電話來了。

「老師，告訴您一個好消息。」

「我媽媽恢復記憶了！」美秀用高分貝的聲音說。

「就在老師傳 Line 給我的這個時間，媽媽醒來了，她看到我就直接叫～美秀哦。」

「媽媽認得我了，她也認得爸爸、哥哥、嫂嫂和孫子，全家人她都認得了。」美秀再次激動嚷嚷。

「太棒了！恭喜恭喜。」我也跟著興奮起來。

「實在是太不可思議了！」

「我想問老師，我媽到底怎麼啦？她怎麼突然又恢復

記憶了？」

「伯母的情況，可能是發生車禍時驚嚇過度，三魂七魄飛散，有些魂魄還遺留在現場沒有回來；天使召喚她的《靈魂碎片》，她就恢復記憶了。」

「我非常感謝老師和天使，要怎樣回報您呢？請給我您的銀行帳號，我轉帳過去。」

「美秀，不用轉帳，真的不用。大過年的，一開始我沒有請妳轉帳，就是不打算收費。妳是我的老朋友，我很樂意為老朋友的媽媽傳送天使靈氣。」

「謝謝老師，這個療癒實在太珍貴了，我堅持一定要付費。」

「好吧，那就照一般收費打八折。」

「哇！付這樣的費用能夠讓媽媽恢復記憶，實在太值得了。」

「美秀，如果妳來學天使靈氣，那就更值得了！隨時妳都可以療癒自己和身邊的人。」

「真的嗎？療癒是可以學習的？它不是與生俱來的？」

「是的，療癒是可以學習的，在天使靈氣工作坊上你會學到很多療癒方法。」

「可是我是麻瓜，我看不到，也聽不到耶。」

「不用緊張，傳送天使靈氣不需要有神通，因為療癒師是天使，我們只是管道而已。」

「那我要學天使靈氣！」美秀篤定的說。

「非常歡迎，我把台北場近期工作坊的 DM 傳給妳。」

美秀因此成為天使靈氣的管道，走到哪兒就把天使的愛和祝福送到哪兒。

《細說天使靈氣》

・靈魂是充滿愛，圓滿完整的意識。

靈魂在圓滿完整的狀態，人會感覺踏實、安全、有創造力、充滿力量、可以當自己的主人。

當靈魂不是在以至善為出發點的情境時，祂會將自己的一部分交付出去，這些交付出去的部分就叫「靈魂碎片」。

・造成「靈魂碎片」的原因有：

@受到驚嚇。

@經歷創傷。

@不愛自己、不滿意自己。

@做傷天害理的事。

@沒跟隨靈魂的意願，靈魂要往東，小我偏要往西。

・靈魂破碎的程度不同，顯現的症狀也不一樣。有人會感到莫名不安、恐懼、擔憂、沒有活在當下；有人會意志薄弱、沒有力量；有人會有犧牲、掌控的行為；有人會失去意識。

・在天使靈氣工作坊中，天使會為每一個學員做「召喚靈魂碎片」的清理，幫助學員的靈魂更完整更有力量。而在天使靈氣的療癒中，如果個案有靈魂破碎的現象，天使也會為對方修補靈魂碎片。

我們的願望都實現了

在天使靈氣 3&4 階工作坊上，我們來到了「眼神療癒」的單元。我講解如何「建構光球」，把要傳送給自己／別人的願望程式設計灌注到光球裡，運作能量一段時間之後，再利用眼神把這個光球傳送給自己／別人。

學員兩人一組互相練習之後，有一個學員發問：

「老師，我是麻瓜，我沒有感覺到自己把光球傳送給對方，也沒有感受到對方把光球傳送給我，這樣會有效嗎？」

「有效！」我斬釘截鐵的說。

「天使靈氣的頻率非常高，非常的輕盈，幾乎大多數人都無法感受到祂。」

「但是，沒有感覺並不等於沒有效果。」我再次強調。

「老師，有沒有實際的例子讓我增強信心呢？」那個學員又問。

「我分享我的例子。」來參加複訓的阿美說。

三年前，我小女兒覺得她的主管給她很大的工作壓力，為了工作她已經到了身心疲憊的地步，一直在掙扎是否要離職。我先生和她朋友都勸她能忍耐就忍耐，畢竟要再找一份這樣好待遇的工作是多麼不容易啊。

　　身為母親的我並不贊成她繼續忍耐，我覺得這孩子已經到了快崩潰的地步了，要以她的身心健康為主。我鼓勵她離職，就算一時間找不到工作也沒關係，她值得休息一陣子。

　　這孩子掙扎後妥協於現實，仍然選擇待在現有的職位上。可是看到她愈來越憔悴，愈來愈不快樂，我好心疼哦！一直在想我可以為她做些什麼呢？

　　我想到了眼神療癒。於是為她建構一個光球，祝福她在職場上「有貴人提拔」、「工作越換越好」。灌注兩個禮拜能量之後，我趁到台北看她時悄悄把光球傳送給她。

　　神奇的事發生了，隔一個月我女兒竟然遞辭呈。總經理問她為何要離職？她不好說出與主管有關。

　　總經理竟然對她說：「妳在工作上的表現我都看在眼裡，我十分肯定妳的能力和敬業精神，如果妳只是跟主管不合，我可以給妳調部門。」

　　總經理把她從人資部門調到財務部門，並且兼任總經理的秘書，薪水比以前更好。

　　我女兒的例子就印證了老師說的～沒感覺並不等於沒有效果。我女兒並不知道我為她傳送光球，可是「有貴人提拔」、「工作越來越好」的願望都實現了啊！

「我也可以分享我先生的例子。」可欣舉手說。

我先生是醫生，他很有才華，也有遠大的志向，多年來為了他的醫療理想默默耕耘著。如果有一位賞識他的伯樂出現，在資金上支持他，他的醫療理想一定可以很快實現；但是這個伯樂遲遲都沒有出現。

當我上天使靈氣3&4階學到眼神療癒時，我就為他建構了一個光球，裡面放了「出現伯樂」和「廣開財富之門」的程式設計；我灌了兩星期的能量才傳送給他。

傳送時，我請我先生用力把光球吸進左眼，當時他並沒有特別的感覺。但第二天早上他在冥想的時候，竟然看到自己左眼裡有一顆好亮的光球。

事隔兩個多月後，伯樂出現了！伯樂整合了人脈和資金，讓我先生的醫療理想大大的擴展，整個過程順利到讓人覺得不可思議。

現在資金、人脈全都聚集，再加上我先生的專業才能，他們併購了國內一家很大的健康管理事業體，藉由這個事業體來實現他們的醫療理想。

「眼神療癒」顯化願望的速度好快哦，實在太厲害了。

淑玲說：「可欣的分享，讓我想起我也曾經做了一個有效的眼神療癒。」

去年我去美國探望孩子，順道拜訪我和可欣的共同朋友玫萍，她正在煩惱他們診所申請為民眾注射新冠狀病毒

疫苗的授權一直沒有下來，而且診所裡有幾位不適任的員工讓她很頭痛。

我隔天就要回台灣了，為了好朋友，二話不說趕緊為她建構光球。在短短一天內，我為光球灌注九次能量，隔天一早就開車到她家，把光球傳送給她之後才到機場。

記得我為玫萍傳送光球時，他們家的狗突然跑到我和玫萍中間，牠先看著我，再把目光慢慢移向玫萍，好像在跟隨光球移動的樣子。我們覺得此事好特別，或許動物比人還敏銳，牠們看得到光球的移動。

我回台灣不久之後，就聽到玫萍他們的診所已經拿到州政府疫苗的授權了；而且那幾位不適任的員工也陸續自動辭職。真是妙不可言。

現場唯一的男士光彥說話了。

我沒有為別人傳送光球的經驗，但是我有為自己傳送過光球。

踏入社會兩年後，我覺得自己在學歷上需要再提升，決定報考台大管理學院 EMBA。可是我現在的工作非常忙，每天只利用晚上短短幾小時看書做準備是不夠的。

於是我為自己建構了一個光球，每天自我療癒完就為光球灌注「考上研究所」的程式設計，大概一個月後再傳給自己。

結果我的願望實現了！我真的考上台大高階管理碩士學位班。

「哇！恭喜！恭喜！」大家紛紛為光彥賀喜。

「我們的願望都實現了。」光彥、阿美、可欣和淑玲異口同聲說。

我好感謝這四位複訓學員的分享，透過他們的現身說法，讓我們瞭解「眼神療癒」殊勝無比。

《細說天使靈氣》

・「天使靈氣3&4階」工作坊的主旨是：

1・將人引到「成為自己生命大師」的能量當中，了知每一個人都是生活的創造者，為自己的一切負起責任，將受害者心態徹底丟掉。

2・喚醒「我是神之子」的記憶，明白自己沒有與神分離，仍然生活在神的呼吸與愛中。

3・喚醒靈性天賦，並且學習更多療癒方法。

・「建構光球」和「眼神療癒」
這是個實現願望的工具，透過天使靈氣執行師在意識中創造一個光球，經常為光球置入祝福的意圖和程式設計，建構能量一段時間之後，再利用眼神把光球傳送出去。

・這個工具在埃及時代和亞特蘭堤斯文明中曾經被廣泛使用過，它被祭司們用來協助在位者完成他們的願望。

・由於此工具在過去曾經被誤用，如今它被包括在天使靈氣中，是為了療癒清理過去對它的誤用，並且將它純粹的潛能帶回來。所以天使靈氣執行師在啟動這個工具時，一定要謹記：不能把它用來「控制」別人。

・天使靈氣是在傳遞天使「無條件的愛」，因此不需要經過對方的許可也可以為他發送這份天使的禮物。

永別了前男友

　　阿秀是我在南部鄉下第一個由先生陪同來的個案，她先生送她進工作室後專程跟我打招呼。「老師，秀秀就拜託你囉。」

　　然後輕聲對老婆說：「秀秀，我先離開，一個小時後再來接妳，如果妳先做好，就在老師家等我一下嘿。」

　　阿秀坐下來，我為她倒一杯溫開水，由衷讚美：「妳先生真體貼。」

　　「他對我很好，可是不知道為什麼我就是不快樂。」
　　「我只要看到街頭巷尾有人辦喪事，或是電視、電影播放死亡的情節就會一直哭。」

　　「過去有哪一位親人的死亡讓妳感到椎心刺骨？」我問阿秀。

　　「前男友～阿峰。」

　　在我 22 歲那一年，我與前男友阿峰已論及婚嫁。
　　有一天我們晚飯後到堤防邊散步，兩個人聊著聊著竟

然吵起來了，他打了我一個耳光。這是他第一次打我，我非常的生氣。還沒嫁給他就動手打人，結婚了還得了？我氣得要自己回家，可是他卻突然不舒服，臉色蒼白，整個人站不穩。我扶他坐下來休息一會兒，後來好了他就不想看醫生。

這好像是一個不好的預兆，我們要回家的時候摩托車卻發不動，阿峰打電話給他大哥，請大哥開貨車來把我們和摩托車載回家。

回家後我徑自回房間休息，他知道我還在生氣不敢進來，就趴在餐桌上睡覺。睡到半夜他有進房間叫我，還一直搖我，但是我還在氣頭上，根本不理他。

隔天早上家人發現他死了，莫名猝死。

雖然後來我結婚了，但是我覺得阿峰一直活在我和我先生之間。我常常拿先生跟阿峰作比較，先生當然比不過我為阿峰塑造的完美形象，所以我對先生總是不滿意，百般的挑剔。

我經常感覺阿峰就在我身邊。白天我可以感覺他在摸我的臉，晚上從睡夢中醒來，我會看見他就在床邊看我。我覺得這樣很不好，讓我不能全心投入婚姻生活，對我先生很不公平。

「老師，你看我這個刺青要不要去洗掉？」

阿秀撥開她的長髮，給我看她頸後刺著一座山峰，山

谷中有一顆小小的愛心，下面寫著一個「峰」字。

天哪！這是多麼刻骨銘心的愛情，才會讓兩個相愛的人用如此方式把對方銘刻在身上。

「我想在這個刺青上加一些圖案蓋掉原來的圖型，我先生也鼓勵我這樣做。」

「嗯，這樣很好。」我點頭贊成。

為阿秀傳送天使靈氣的時候，我看到她在流淚，淚如泉滴般濕透了她的衣襟。

「阿峰，請你原諒我……」阿秀如泣如訴。

「那天我不該跟你嘔氣那麼久，如果夜裡我有起來問你怎麼啦，或許你就不會死。」

「嗚……哇……」阿秀放聲大哭。

哭吧！盡情的哭吧！讓眼淚洗掉多年來的自我譴責，讓哭聲釋放壓抑已久的感情和思念。

我繼續為阿秀傳靈氣，等靈氣快傳送完畢的時候，我看到阿秀的臉整個亮起來，嘴角帶著一抹微笑，像夢囈般揮動她的右手。

「永別了，阿峰。」

「祝福你……」

療癒完阿秀第一句話就說：

「我看到阿峰跟著天使回去了。」

「我跟他永～別～了。」語中有些悵然，也有些欣喜。

後記：

後來阿秀去上雲林縣智慧農業大學「蔬菜技術班」，開始種植網室蔬果，過著小農生活。

她的先生上班之餘，一有空就到網室來幫忙，夫妻同心協力在短短兩年內就打響了他們家蔬果園的名號，雲林人都知道他們家的蔬果品質就是好！

我經常向阿秀訂購蔬果，去她蔬果園區時總會看到她先生和孩子在那幫忙，大老遠就可以聽到他們一家人的談笑聲。現在的阿秀是個快樂的農婦。

《細說天使靈氣》

‧亡靈可能因為生前的執念、掛礙、心願未了等因素徘徊在人間，沒有回到靈界。（阿秀的前男友就是一個例子）

‧天使是愛的使者，也是靈界的溝通高手，祂們擅長牽引亡靈回靈界。來做天使靈氣的個案如果身邊有亡靈跟隨（俗稱卡陰），天使會把他們送回靈界。卡陰的現象一旦被處理，個案受到低頻的負面影響會回到正軌，身心靈各個層面都會有好的正向改變。

‧如果個案不知道自己有卡陰的現象，天使靈氣執行師並不會在此多做著墨，反正天使已經處理好了，不必告訴個案讓他心生恐懼。

‧很神奇的，如果個案知道自己有卡陰的現象，療癒完個案會清楚知道亡靈已經走了。如果亡靈是個案的至親，甚至會出現「道別」的畫面，就像阿秀前男友與她道別一樣。

‧天使靈氣的療癒不會因為卡陰而多收費，趁機敲竹槓。

避免重蹈覆轍

2020 年初新冠狀病毒肆虐全球，各國被迫祭出鎖國、停班、停課等防疫措施。雖然台灣當時並沒有任何疫情，但每天聽聞國際疫情不斷生溫，人心惶惶，誰也不知道疫情何時平息。

我早在年前就安排三月開天使靈氣 1&2 階工作坊，學員也預繳了學費，但面對國際疫情不斷擴散，開課的心理壓力很大，我猶豫是否把工作坊延期。

問過天使很多次，答案都是「如期舉行」，心裡踏實多了，正準備三月開課。誰知課前一位報名的學員打電話給我，她先生是國內頗有知名度的醫生，他們夫妻倆建議我把工作坊延期。我的心動搖了。

我開始質疑自己的天使訊息是否準確，萬一因為群聚而讓學員染疫怎麼辦？我實在無法放鬆而行，我需要確認再確認。

於是我打電話給一位通靈的朋友，請她幫我問訊息。電話那頭，友人的嗓音瞬間變成男性低沈的聲音。

「我是 Michael 大天使。」

「你有服務的意願，樂意去分享天使靈氣，天使們很高興；但無需經由他人傳訊來確認，這與他人無關。」

哇！直接被打臉。我耳根、臉頰一陣紅又一陣燙，羞愧得無地自容。

「你內在很清楚，你的質疑來自於～不信任自己；如果你無法信任自己，那會影響你服務的能力。」

Michael 大天使簡短回答之後就揚長而去，留下悵然若有所失的我。

當天晚上自我療癒的時候，我知道 Michael 大天使來了。我淚流滿面，不是因為白天被祂教導的難堪，而是我看到自己一次又一次克服內在的沒自信，勇敢的走到這裡，仍然有過不去的關卡。

在生活其他面向我可以輕鬆愉快有自信，唯有在「靈性服務」這區塊，我把它看得如此神聖，不容出差錯，因此給自己很大的壓力。壓力愈大愈沒辦法信任自己的直覺，愈需要透過別人來確認才感到放心。

「Michael 大天使，祢知道我多麼希望看得到天使，聽得到天使的訊息嗎？」

「我渴望擁有神通，並不是要突顯個人與眾不同，也不是為了要受人崇拜愛戴；我是要把它運用在靈性服務上，讓我的服務有加分的效果。」

「為什麼？為什麼這個願望這麼難以實現？嗚……哇……」我終於按耐不住心中的挫折感，情緒潰堤了。

在哭泣中，我真實體感到 Michael 大天使用翅膀環抱著我，直到我逐漸平靜放鬆。然後祂用羽翼輕柔觸碰我的臉頰和手臂，好像在安慰我似的。我被溫柔的愛滋養後重新找回信心，於是天使靈氣 1&2 階工作坊如期舉行。

這次工作坊恰巧華華回來複訓，華華是一位「看得見，聽得到」的大學生，她的能量非常清純，訊息傳遞也很純粹。

在練習「穿越時空的療癒」時，華華說天使要她為我做這個療癒。我一邊引導學員「穿越時空」療癒的步驟，一邊接受這位人間天使為我傳送靈氣。

療癒完，華華徵求我的同意，說出以下的訊息：

「宋朝提倡佛教，老師你在這世的工作是翻譯佛書，你藉著為民眾講解佛書經文來宏揚佛教精神。」

「在講解經文和販售佛書的過程中，你因為有很多信眾而招來別人的嫉妒眼紅。」

「有一位別教派的領導，他經常教唆三位弟子去你的場子搗亂，嘲諷你既沒神通也不看不到神佛，必定是不受神佛眷顧的人，憑什麼傳講佛教經典。」

「你受到刺激之後，開始懷疑自己是否真的不被神佛所眷顧，才會看不到神佛也聽不到祂們的訊息。」

「於是你積極去尋找能幫你開天眼的道士和偏門，後

來果真如願找到一位高人幫你開了第三眼。」

「開啟第三眼後，卻發現看到的只是些靈體和鬼魅，遲遲不見自己所信奉的神佛，於是更加篤定自己沒被神佛眷顧。」

「其實神佛和 Michael 大天使一直都在你身旁，從未離去；你的懷疑和執著讓祂們即使在你身旁，你也感受不到祂們。」

「信心受到重大打擊之後，你再也無法翻譯佛書，也無法對大眾講解經文，原本的事業就此停止。」

「灰心、喪志、潦倒徹底把你打跨了，再加上每天被靈體鬼魅干擾，你痛不欲生，最後把自己的眼睛戳瞎了。」

「瞎眼之後，你才深刻感受到神佛臨在。因此你立下～生生世世永不追求神通的誓言，來避免自己重蹈覆轍。」

「Michael 大天使要我轉達你：祂非常非常的愛你，希望你能理解祂，並且感受到祂的愛。」

「天使靈氣的老師不需要有通靈能力。你是先天的導師，你的愛、溫暖與智慧才是影響人的要素。」

「要對自己有信心，信任自己的直覺，無論碰到什麼問題，天使永遠是你的後盾，祂們會協助你克服困難的。」

哦，此時我的內心激動到說不出話來，只好先下課休

息十分鐘。

我走到華華面前緊緊抱住她，眼淚簌簌滑落到她肩膀，這不是悲傷的眼淚，是一種無法言喻的感動與感激。

我在心裡低語：

「Michael 大天使啊，Michael 大天使，感謝祢守護我這麼多世，每一世都這麼眷顧我。」

「雖然我看不到祢，也聽不到祢的訊息，但是在我困惑的時候，祢總是安排人來為我解惑，每一次的訊息都帶著祢滿滿的愛，讓我好感動。」

「我也很感謝宋朝那一世的我，他用自己的生命故事來教導未來的我不要重蹈覆轍。」

以前我曾經埋怨我的靈魂為什麼始終不願打開第三眼的靈視力，如今才明白這是靈魂對我的愛與保護。原來我的靈魂想在此生淬煉第二眼的最高境界～全知的智慧之眼，它不一定會看到什麼，卻是一種什麼都沒看到的內在知曉。

從今以後我不再埋怨，我願意臣服，並且支持靈魂的計劃。

《細說天使靈氣》

・「穿越時空療癒」又叫「多維度療癒」或「過去世療癒」。許多今天難以治癒的疾病，它的根源是過去式的創傷。「穿越時空療癒」是一種主題性的療癒，專門療癒過去式的創傷，不管這個創傷是這一世造成的，或前世所造成。

・在療癒的過程當中，天使會打開個案在這一星球的轉世之門，前往他需要被療癒的時空地點。傳送靈氣的人在其中或許會看到、聽到、或感覺到一些事情，這些都是能為個案提供療癒洞見的訊息。

・療癒完，天使會關閉打開的轉世之門，帶執行師和個案回到現在的時空地點；個案受過去式所影響的問題或疾病就會逐漸好轉起來。

媽媽我好想妳

　　小咪是我個案當中年齡最小的一位，只有小學二年級。

　　不久前，小咪的媽媽車禍死了，她的爸爸一個人無法照顧兩個孩子，暫時把小咪安置在阿嬤家。小咪再也不說一句話了，她不笑也不鬧，在學校上課發呆，老師問話不回答，不跟同學玩，也不寫功課，回家就躲在房間不出來。

　　小咪的姑姑帶她來找我。為了讓小咪能暢所欲言，我請姑姑暫時離開，一個小時後再來接小咪。小咪坐在個案專用的沙發椅上，低頭看自己的鞋子，無論問她什麼話始終都不回答，請她喝飲料卻一口也不喝，我正在傷腦筋如何破冰時，突然有一句話悄悄爬到我心頭。

　　「妳很想念媽媽。」我脫口而出。

　　小咪抬起頭來，用驚訝的眼神看著我，彷彿在問：「你怎麼知道？」

　　她望了我許久，眼神從驚訝逐漸轉為驚喜，兩顆眼珠子閃耀著奇異的光芒；可是我卻感覺背脊涼颼颼，全身起雞皮疙瘩。

我突然張開雙臂，說出連自己都感到驚訝的話：

「讓我代替妳的媽媽抱抱妳。」

「媽媽……我好想你……哇……」小咪投入我的懷抱，放聲大哭。

這哭聲令人肝腸寸斷，一陣陣心酸像鑽子般鑽進我骨子裡，椎心刺骨啊！我把小咪緊緊摟在懷裡，眼淚大滴小滴落不停。此時我願化身為千縷母愛，給予小咪慈愛的撫慰和溫柔的守護。

「媽媽啊……媽媽……」

我輕拍小咪的背，像哄小娃兒睡覺一般。同時我也召喚對小咪這次療癒最有幫助的天使神聖臨在，讓小咪在我懷裡一邊享受母愛，一邊接受天使的療癒。小咪在我懷裡睡著了，一直到天使的能量消退後我才輕輕搖醒她。

「媽媽……」

小咪睡眼惺忪的喊我，後來發現叫錯人了有些尷尬，趕快從我的懷裡起來，回到沙發椅上。

「小咪，妳覺得媽媽喜歡看妳快快樂樂的？還是悶悶不樂啊？」

「快快樂樂的。」

「那為什麼前一陣子妳那麼不快樂？」

「我想媽媽。」

「妳媽媽也同樣想妳。她放心不下妳和弟弟，所以並沒有回到靈魂該去的地方。」
「妳知道人死後靈魂要回到哪裡嗎？」

「我知道，我阿嬤說好人死後，他的靈魂會回到天上阿彌陀佛的身邊。」

「可是媽媽的靈魂看妳那麼不快樂，她走不開，沒有回到天上去。妳希望媽媽回到阿彌陀佛身邊嗎？」

「希望！」

「所以從現在開始，妳每天都要快快樂樂的，媽媽才會放心的回到天上去。妳可以做到嗎？」

「可以。」小咪跟我打勾勾。

「阿姨送妳一本日記簿。」我打開抽屜，拿出昨天才

買的日記本送給小咪。

「當妳想念媽媽的時候，就在日記本上寫下妳要對媽媽說的話，或者用畫的也可以。母親節的時候，請爸爸把它燒給媽媽，媽媽就會收到妳的禮物。」

「謝謝阿姨。」小咪收下日記本。

「阿姨，為什麼弟弟可以住在我們家？我卻要去阿嬤家住呢？是不是爸爸不要我了？」

「我覺得爸爸比較疼弟弟，他心情不好的時候只會罵我，不會罵弟弟。」小咪終於說出他不快樂的主要原因。

「傻孩子。」我再次張開雙臂，小咪默契的跑來坐在我的大腿上，讓我從後背環抱她。

「我聽姑姑說，那是因為弟弟整天都在保姆家，爸爸可以下班後再去接他；而妳現在讀半天，下課後家裡沒有人，爸爸不放心才會把妳帶到阿嬤家。等妳三年級讀整天的時候，爸爸就會接妳回家。」

「哦，我以為爸爸要一直把我放在阿嬤家。」小咪開心的笑了。

「怎麼會！妳是爸爸唯一的寶貝女兒，他怎麼捨得跟妳分開那麼久？」

「其實爸爸非常愛妳，他沒有罵弟弟是因為弟弟年紀小不懂事；妳是姊姊，爸爸希望妳給弟弟做好榜樣。」

　　「妳想媽媽的時候會傷心難過，同樣爸爸想老婆時心情也會不好。一家人要相親相愛，互相體諒；你要做爸爸的好幫手。」

　　「嗯。」小咪點點頭，眉開眼笑牽著姑姑的手離開工作室。

　　隔天她的姑姑打電話給我，說小咪回去之後判若兩人。她開口說話了，而且話多得不得了。寫完功課還會幫忙洗碗，在學校會跟同學玩，上課也不發呆了。

　　後來小咪又預約了一次諮詢療癒，倒不是她還有什麼困擾，她是特地帶日記本來給我看，想跟我聊聊，讓我再抱一抱她啦。

《細說天使靈氣》

‧天使靈氣諮詢療癒的整個過程是由天使王國所指導，療癒師是「天使」，傳送靈氣者只要順著直覺走，必會在恰當的時間說出某句關鍵話來協助個案，不用擔心自己的經驗是否豐富，只要對天使有信心，天使會引導一切。例如：無論問小咪什麼話題，她始終都不回答，正在傷腦筋如何破冰時，一句話突然脫口而出：「妳很想念媽媽。」。

‧「妳很想念媽媽」正是讓小咪打開話閘的關鍵。當時我對小咪並沒有很深的瞭解，為什麼會無緣無故說出這一句話呢？這無疑是受到天使的指引。

‧這麼說天使靈氣專業執行師的養成似乎不難，沒錯！說簡單很簡單，說困難也很困難。像天使般懷著「無條件的愛」對待每一個來到面前的人，這是專業執行師唯一被要求的。

‧什麼是專業執行師「無條件的愛」呢？
@成為一個專注又充滿關懷的傾聽者。
@接納個案的成長過程，不評判，也不將個人的意見、偏見、投射、期待加諸在個案身上。

@將個案的本質視為～永恆的神性（完美的）。

@賦予個案權能，讓他意識到自己是實相的掌控者，他有能力翻轉目前的問題或疾病。

@尊重個案及支援他們之人的觀點。

@沒有「我高，你低」的心態。

你今天自我療癒了沒？

「歡迎來到天使靈氣 3&4 階工作坊。」

「我們這一班都是四個月前一起上 1&2 階的同學，大家能夠一起來到這個進程是一種緣分。」

「大家對 1&2 階所學有沒有什麼問題？請每個人說一說你的近況如何。」在工作坊一開始，我都會花點時間瞭解學員的狀況。

學員自由發表之後，我問大家：「有沒有每天『自我療癒』呢？」

「有！」學員們口徑一致的回答。

「那麼請大家簡短分享自我療癒的心得或發現。」

君綺第一個發言：多年來我有睡眠障礙的問題，每天躺在床上翻來覆去就是睡不著，等到天快亮的時候才開始有睡意，可是睡不了多久就要起床為家人準備早餐，我自己也要上班了；長期下來我的膚色暗沉，有黑眼圈，健康都亮紅燈了。

我曾經嘗試睡前放鬆、聽音樂、按摩、吃保健食品等

方法都無法改善，最後只有靠吃鎮定劑來入眠了。聽老師說天使靈氣可以改善睡眠品質，我每天很認真的自我療癒就是希望改善這個困擾。真的耶！才自我療癒兩個禮拜我就不需要靠鎮定劑來入眠，現在我沒有睡眠障礙，每天一覺到天亮，好感恩天使哦。

美齡接著說：每天晚上自我療癒是我一天當中最放鬆、最享受的時刻；也是我和天使談心的時間。我把天使當好朋友，什麼話都跟祂說。不管身體有哪裡不舒服，或心裡有什麼煩惱，有什麼過不去的情緒……無所不談。

以前我常覺得很孤獨，沒有人懂我，也沒有人可以談心；現在我可以毫無保留的跟天使訴說心事，祂們只有聆聽不會洩密，只有支持不會評判，這種感覺真好，我不再覺得孤獨了。而且每次自我療癒完心情就變好，所有的煩惱都煙消雲散，身體的不舒服也好多了。我很喜歡自我療癒，它是一種享受！

宇彤一邊說一邊笑：天使靈氣好像會讓人失去記憶耶，我對於過去那些不愉快的事通通都忘了，怎麼想也想不起來，好像它們從來就不曾存在似的。舉個例子來說，我跟先生經常為了相同的事情嘔氣吵架，當下雙方都在氣頭上我不便多言，心想過幾天再跟他溝通吧，可是過幾天真要跟他溝通時，卻不記得當時發生了什麼事。

天使靈氣讓我選擇性的遺忘～只記得好的，忘掉不好

的。這種遺忘不是刻意的，是自然而然形成；它讓我每天心情都很好，不跟先生追根究底翻舊帳，兩個人的感情反而比以前更好呢！

JJ 容光煥發，神采奕奕，跟當初來上初階的樣子簡直判若兩人，像脫胎換骨似的。她說：想當初，我的身體沒有一天舒暢過，不是這裡酸就是那兒疼，去醫院檢查也找不出什麼毛病。我每個月的薪水總要花一萬多元給經絡整復師，症狀仍不見改善，只是暫時舒緩一下隔天又患了。

自從每天自我療癒之後，我身上那些查無原因的酸痛逐漸好起來，現在我可以不必每週去找經絡整復師，不僅省錢，整個人神清氣爽，看起來比以前年輕好幾歲。這種喜悅沒有辦法用言語來表達，我會每天持續自我療癒，讓我的身心靈更加平衡。

DD 說：我生長在一個重男輕女的家庭，從小被忽略和不公平的對待，因此很沒自信，看別人樣樣比我強，覺得自己很沒價值，也沒人在乎我。

踏入社會之後，我透過閱讀和上身心靈課程，想要讓自己從低自我價值中走出來，卻發現《創傷》這玩意像無底洞似的，愈挖愈深不見底。好不容易快忘掉的痛苦，為了療癒必須再一次面對它，就好像傷口已經結痂了，硬是把痂摳掉，讓它再流一次血水，再痛一次，簡直是二度傷害嘛！

天使靈氣的療癒不需要這樣摳結痂，我覺得很好。在自我療癒時頂多莫名其妙流眼淚，不會再次面對傷痛哭得死去活來；而過往的傷痛就在一次又一次的自我療癒中慢慢消融了。

　　現場唯一的男士東瀚說：坦白講，自我療癒的時候我並沒有什麼感覺，但我很好奇堅持一段時間後會帶來什麼樣的結果，所以我每天都有做自我療癒。

　　我個人覺得自我療癒會讓情緒比較平穩，不會動不動就想發脾氣；以前很在乎的價值觀現在也不覺得有那麼重要了，我好像突然間放鬆了很多。

　　「感謝大家的分享，你們的發現和體悟非常深刻，讓我好感動。」

　　「東瀚說得好！自我療癒並不會有什麼感覺，但《沒感覺並不代表沒效》。我鼓勵大家像東瀚一樣帶著好奇心來做實驗，每天自我療癒，看看一年後會產生什麼樣的結果？保證這個實驗：一分耕耘一分收穫，不會做白工。」

　　「天使靈氣是靈魂的食糧，自我療癒就是給靈魂和身體吃東西，只不過我們享用的不是食物，而是天使的頻率、天使的愛、基因、意識和氣息。天使的《滿漢大餐》非常營養，享用了之後身心靈體魄會變強壯，生活各方面也會愈來愈好。」

「但是我們對於療癒要有全面的瞭解，不要以為療癒後～從此王子和公主就過著幸福快樂的日子。這是不切實際的。」

「療癒的《量》一旦累積到某種程度，就會產生《蛻變》，這過程往往是不好受的。」

「在蛻變成更好的自己之前，我們需要清理掉不再服務於我們的能量，這過程就像拿雞毛撢子撢灰塵一樣，不撢還好，一撢下去塵土飛揚，所有的傷、痛、情緒、陰暗面……全都浮現枱面，要一一的面對打掃之後才會窗明几淨。」

「然而，我們都是勇敢的靈魂，只要每天持續自我療癒，天使會陪伴我們快速穿越的。療癒是一輩子的事，勇敢的給它～療下去吧！」

「願所有天使靈氣家人都能互相提醒自我療癒的重要，讓《你今天自我療癒了沒？》這句話成為家人之間最好的問候。」

話說至此，學員們很有默契的離開座位，彼此以擊拳的方式問候：

「你今天自我療癒了沒？」呵呵呵……呵呵……笑聲此起彼落。

「你今天自我療癒了沒？……」

· 「自我療癒」對天使靈氣家人來說就像吃飯一樣重要，每天必不可少。或許當事人在短時間內不容易察覺它的效果，但是只要持之以恆，終有一天會發現自己不一樣了。這就像天天跟小孩生活在一起不覺得他在成長，但每隔一季就得要為他買新衣，看著那顯小的舊衣才知他的確長大了。

· 自我療癒會提升我們的能量，幫助我們活出天使的品質，並且憶起～我是完美的神性存在；因而自動開啟內在那原本俱足的愛、智慧、力量來療癒自己，解決自己的問題。

· 很多人誤解學習天使靈氣是把力量交給天使，遇到事情就Call天使，倚賴天使解決問題，自己完全不需要努力和負責。這是很大的誤解。天使靈氣3&4階的主旨是：將我們引到「成為自己生命大師」的能量當中，讓我們了知每一個人都是生活的創造者，要為自己的一切負起責任，徹底把受害者心態丟掉。

· 愈活出天使靈氣精髓的人愈不會向外求，不會動不動就請求天使幫忙，或以通靈、問訊息、求明牌等方式來讓自

己快速成功致富。他們腳踏實地，該上班的，認真上班；該跑業務的，勤做服務；該講課的，多做閱讀和備課；該做選股的，智慧分析和判斷……他們一切靠自己，可是卻愈來愈喜樂，愈來愈豐盛，凡事輕鬆不費力。這是為什麼呢？因為他們勤做自我療癒，內在已經有天使的愛、光明、智慧與力量；他們已成為天使，哪需要再凡事問訊請求幫忙呢？

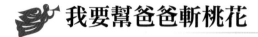
我要幫爸爸斬桃花

　　晨皓是一位高中數學老師，長得很清秀，舉手投足之間散發著知性又優雅的氣質。她來找我做諮詢療癒，開門見山就說：「我要幫爸爸斬桃花。」

　　我對著眼前這位可愛的個案微笑，沒有馬上告訴她「天使靈氣沒這項服務」，想先瞭解她的動機，再來溝通可以為她做什麼樣的服務。

　　「為什麼妳想要幫爸爸斬桃花？」我好奇的問。

　　「我爸很過份，我媽死沒多久他就交女朋友。」
　　「他給女朋友買禮物，帶她去吃館子，打開母親的衣櫥讓女朋友挑喜歡的衣服拿回去。」
　　「有一次我回去看老爸，發現我送給老媽的套裝不見了，那是去年我送她的母親節禮物，一套將近兩萬塊錢，老媽很喜歡卻捨不得穿，只有母親節那天穿一次而已。」

　　「我問老爸是不是把套裝送給女朋友了？老爸說沒有。」
　　「我非常生氣，告訴老爸既然套裝沒送人卻不見了，那表示我們家遭小偷，我要報警。」

「我真的報警了，警察是我國中的同學，他看我老爸很不自在的樣子，問我真的要報案嗎？我很堅定的說：是！我要報案。」

「警察同學回去之後，老爸指著我的鼻子說～我給妳讀書，是讓妳用這種自以為是的理性來對待父母嗎？妳啊……。」

「老爸因此跟我鬧彆扭，我打電話給他他都不接，直到下一週我回去看他，千哄萬哄再加道歉他的氣才消。」晨皓敘述時臉上寫滿了無奈。

「其實妳並不是捨不得把那一套衣服給人，妳是心疼妳母親哪！」我說。

「沒錯！我在替我媽抱不平，我爸怎麼那麼快有了新人就忘了舊人？我媽這一輩子跟著我爸克勤克儉的，沒什麼享受，憑什麼那個女人……」晨皓眼眶泛紅，聲音有些激動。

「妳很擔心爸爸的錢被騙走。」我說出晨皓的煩惱。

「是的！我怕我爸被愛情沖昏了頭，糊塗到把退休金給了那個女的，所以才要來為他斬桃花。」

我臉上雖掛著笑容，但態度十分堅定的說：
「很抱歉，天使靈氣沒有《斬桃花》這項服務。」

「蛤，沒有這項服務？為什麼？」晨皓不解。

「天使是愛的存有，祂們不會做違背個人意願的事，更不會用能量來操縱控制他人。」
「基本上《為人斬桃花》就像《為人做法》一樣，已經違背天使愛的原則，濫用能量了。你想想看，如果今天我能為你爸斬桃花，明天你爸一定也可以找人為你斬事業、斬姻緣，這樣的世界多恐怖啊！」

「嗯。」晨皓點頭，似乎有些理解。
「可是，我已經來了，就這樣回去啊？」

「妳可以選擇為妳爸傳靈氣，不帶任何意圖，就只是單純的傳送祝福。」
「妳也可以選擇療癒自己，讓妳對母親的死不再那麼悲傷。」
「二選一，由妳自己做決定。」

「我選擇療癒自己。」晨皓回答。

傳送靈氣的過程見晨皓不停的落淚，可是療癒完她的

氣色紅潤，眉頭開展，心情明顯的變好。

「呼～感覺胸口沒那麼悶，呼吸順暢了。」

「剛剛靜坐時有看到我媽，她對我點頭微笑，感覺她很喜歡我接觸天使呢。」

晨皓因此成為天使靈氣家族的一員。有一次課後我們一起用餐時她告訴我：

「每個禮拜我都回南部陪老爸，現在我比較不care老爸交女朋友了。」

我稱讚她：「妳爸有妳這個女兒真好。」

「其實，平常日有人代替你們照顧妳爸，這樣很好。」

「至少妳爸有個老伴比較不會那麼孤單。而且人在談戀愛的時候心情特好，感覺自己被愛、被需要，每天神采奕奕，充滿朝氣和活力，這樣對健康有幫助啦。」

晨皓聽了笑了。

有幾年的時間，晨皓假日都搭高鐵南下陪父親。從去年開始，她父親的體力已大不如從前，晨皓二話不說把父親接到台北，父親大大小小的事都是她在張羅。

當初那個想要為爸爸斬桃花的女兒，卻是手足中最孝順的。

《細說天使靈氣》

・天使靈氣絕不會有為人「斬桃花」、「下咒」、「熬魔藥」等類似「做法」的行為。天使是愛的存有，祂們十分尊重人的自由意志，不會涉入人們的生活選擇，也不會用能量來操縱控制他人。

・雖然我們不必徵求對方同意就可以為他傳送天使靈氣，（因天使靈氣充滿無條件的愛，任何生物都不會抗拒這份純粹的愛。）但每一位天使靈氣執行師都要謹記：絕不能用能量控制他人。

・天使靈氣執行師不能因為受他人之託，或收了他人的酬勞，或對方有千萬個「我都是為他好」的理由而破壞這個法則。「不能濫用能量！就是不能濫用能量！」，否則所有施加出去的能量會像丟迴力鏢一樣回到自己身上，並且成為天使靈氣「管道」的殊榮也會被收回。

被誤解的幽默

　　我在台北長期租賃一個畫室當工作坊教室，畫室的主人很友善，她讓我們使用整個屋子的空間，包括廚房及餐具，在那裡感覺就像在家裡一樣自在，學員們很喜歡那個場地。

　　不久前，房東突然告知畫室主人要賣房子無法再續約。我租了兩次坊間的教室，總覺得沒有像在畫室那樣溫暖自在。

　　這次我把「天使靈氣專業執行師」的實習和「天使之愛分享會」安排在同一天，朋友介紹我租了一個很雅緻的身心靈教室，雖然租金很貴，不過教室裡的設備應有盡有，每個角落都可以感受到主人的精心佈置。

　　工作坊即將開始，一對母女學員進教室沒多久，女兒突然抱著肚子衝進廁所，從廁所出來時她的臉色慘白，靠近母親的耳邊竊竊私語，然後母女就把座位移到門口。

　　「怎麼啦？」我問不舒服的女學員。

　　她目光望向廁所的方向，欲言又止，最後乾脆搖搖手說：「沒事。」

　　「奉獻空間」的儀式進行沒多久，我感覺教室裡籠罩

著一團低氣壓，整個氛圍好凝重，好像空氣都凝結了似的。

「怎麼啦？是不是今天要大家報告《做完個案後的自我審視》，你們覺得有壓力？」

「沒有啊，我們不覺得有什麼壓力。」

在這麼凝重的氛圍下實在無法繼續課程，好像老牛拖車，拖不動啊！只好先暫時休息十分鐘。

休息時間，我走到門口關心這對母女。
「這個教室裡有很多阿飄。」
「這裡的阿飄比墳墓堆還要多。」這對有靈視力的母女說出了事情的原委。

「哦，原來是天使在進行空間清理時讓靈體感到不舒服，所以教室的氛圍才會這麼凝重。」
「請大家安心不要怕，天使一定會保護我們的。」

「是的，天使一直在這裡保護我們。」
「我看見非常多的天使站在我們的外圍，像做結界似的把我們包圍起來。」母女把所看見的實況告訴大家。

休息十分鐘後教室的氛圍輕鬆多了。我放了 Becoming

Light 的音樂，開始祈請天使王國的天使來為大家進行高階清理。

「叩～叩～叩～」

天花板發出一陣陣聲響，好像樓上有人在釘牆壁或做裝潢。

「叩～叩～叩叩～叩叩叩～」

我把麥克風的音量加大，敲打聲卻更加響亮，節奏也更快。

我一邊帶領工作坊，一邊在心裡祈請天使讓樓上的住戶暫時停止工作，讓我們能安靜專心的接受天使的清理。可是心裡的祈禱似乎沒有立即產生效果，我乾脆用麥克風大聲說出請求。沒多久，樓上的住戶果真安靜下來了。

上午「專業執行師」的實習總算圓滿完成。下午在同樣的地點，還有一場「天使之愛～連結薩基爾大天使」。

中午學員出去午餐的時候，我突然想到這個工作室好像只有一個樓層，哪來樓上的住戶？於是我跑出去外面確認。天啊！這屋子果真是平房，並沒有樓上的住戶。那，剛才的敲打聲是……？我不禁打了個冷顫。

回屋後教室只剩我一個人，無論我走到哪裡，或做什麼事，我都感覺有強烈的能量對準我的心輪放射，一

波……又一波，振得我頻頻打嗝。

下午有三十幾位學員陸續進到教室參與「天使之愛」活動，我留意到幾位敏感的學員也開始打嗝。有一位房仲業學員悄悄在我耳邊說：「姊，這屋子裡還有其他存有。」

「噓～不要說出去哦，以免嚇到其他的學員。」

此次選在這個地點對我是一種挑戰，我只能竭盡所能把工作坊帶好，一切就交托給天使嘍。

意外的，下午的活動進行的非常順暢。當我在介紹薩基爾大天使的專職時，不管是學員或無形界都進入最高品質的專注狀態，安靜到連一根針掉在地上都聽得到。

活動進行到重頭戲～薩基爾大天使率領天使聖團來為大家療癒。

「叩～叩叩～叩叩～鏘～叩叩叩叩～鏘～」

「叩叩～鏘鏘～叩叩叩叩～鏘鏘～叩叩叩叩～鏘鏘～鏘～」

「叩鏘叩鏘～叩叩叩叩鏘～叩鏘叩鏘～叩叩叩叩鏘～鏘鏘鏘鏘～鏘」

鏗鏘有力的節奏分別從天花板、地板、廁所、諮商

室、桌面、牆壁和白板響起，教室裡熱鬧滾滾，好像有一個樂團正在現場演奏似的。

坦白講這場即興演奏很是精采，每個節拍都是根據我口白內容而敲擊出來的，有時大聲，有時小聲，有時快，有時慢……彷彿在為我配樂似的；如果我們不是在進行莊嚴的療癒，我想一定會有人出來跳舞的。

一整天的活動終於在高潮迭起的節奏中畫下休止符。

在搭高鐵回家的途中，我一點睡意也沒有，腦海裡彷彿有一個錄音機，不斷重複播放熱鬧的節奏；也播放學員的提問：

「天使為什麼不制止這些靈體？」

「為什麼天使允許他們在工作坊上惡作劇？」

在百思不得其解的狀況下，我跳開受困的思維，拿出手機出來滑滑吧！滑著，滑著，螢幕上出現了全聯中元感恩月的一個視頻～徐涵與魔神仔「談幽默」。

徐涵：「書上說你們很愛捉弄人，幹嘛這樣啊？」

魔神仔：「那是一種幽默。大部份的人類都不懂幽默，幽默感是上天賜給我們最高級的智慧。」

看完所有的疑問豁然開朗，天使藉這個視頻解答了疑問，也對今天發生的一切做了最合理的解釋。

自古以來人類受到傳說、電影戲劇情節的刻畫、集體意識等影響，普遍對靈體心存恐懼；其實他們只是存在於某個空間，不小心被我們看見、感覺到，並沒有什麼惡意。

　　農曆七月，在天使靈氣工作坊上撞見了異次元，恰巧為我們提供了活生生的教材，讓我們對阿飄有另一種看見，不覺得他們有那麼可怕。

　　至少從白天發生的這件事情看來，天使理解阿飄們的「幽默」，而人類卻以為他們在「惡作劇」；這真是一場被誤解的幽默啊。

後記：

　　事件後我在網路上看到這個身心靈教室曾經開過「打擊樂」的課程，忍不住莞爾一笑，怪不得阿飄們那麼有節奏感，原來他們有練過啊！

　　完成這篇稿子後，我祈請薩基爾大天使繼續賜給我靈感和文思寫下一篇。突然才想到一個早該發問的問題：

　　「薩基爾大天使，那些靈體有沒有跟祢們回靈界？」

　　薩基爾大天使回答：「三十位靈體全數回靈界了。」

《細說天使靈氣》

・「天使靈氣專業執行師」工作坊的主旨是：

1・以一種專業的方式來分享天使靈氣驚異的能量。

2・對疾病的本質、人為何會生病、死亡、臨終療癒有更透徹的認識。

3・輔導準專業執行師設立一個收費的療癒工作室。

・天使靈氣的「奉獻空間」殊勝無比，一旦奉獻出一個空間，任何不與天使王國共振的能量都無法存在於那個空間，它們會被天使王國所轉化。正是這個原則使得天使靈氣極為「安全」，不用擔心在工作坊或療癒期間釋放的靈體、負面能量會對我們有不好的影響。

・對於原本就存在於那個空間的靈體，天使並不會強制驅離。天使尊重每一個存有的自由意志，如果他們被天使愛的振動頻率所感動和吸引，願意跟天使回靈界，天使很樂意把他們引領回光中；如果他們不願意回去，天使也不勉強。只是天使一定會跟他們溝通，雙方達成協議，以不傷害人、不妨礙工作坊和療癒的進行為主軸。

・文中提及奉獻空間時教室裡有短暫的沉悶氛圍，那是天使在清理空間時讓靈體感到不舒服，或覺得受到威脅。等

雙方溝通協調好了之後，課堂的氛圍就解凍了。

・我們不知道天使與這些靈體的協議是什麼？或許他們要求聽完課程後再跟天使回靈界；或許他們希望繼續留在那個空間；或許他們要求在離開前開一場「與世絕別」的音樂會……只是人類不懂他們的熱情幽默，以為他們在惡作劇。

我現在OK啦！

　　蘇媽媽的兒子在鎮上開了一家中醫診所，聽說蘇醫師年紀輕輕的針灸卻非常厲害，不管任何新舊毛病只要給他針灸幾次就好了，診所開業沒多久就門庭若市。

　　有一天蘇媽媽打電話給我，聲音非常緊急。

　　「喂，清華哦，我兒子卡陰啦，現在在診所沒辦法去收驚祭改，請你來看他。現在我就過去載你到診所。」

　　還沒等我回應，蘇媽媽就掛掉電話，一會兒她就開車來把我帶到診所。

　　一進診所，我的天哪！滿屋子的病患在等待，診間的號碼一直停在 7 號，病患不知道醫生人不舒服正在樓上休息。

　　我到樓上做完「奉獻空間」之後趕緊為蘇醫師傳送靈氣。我看蘇醫師嘴唇慘白，全身有氣無力，手臂還自己扎了好幾針，他一定是非常不舒服才沒有繼續看診。蘇媽媽說他前一天晚上看完最後一個病患就不舒服了，本以為睡一覺就會好，沒想到這麼嚴重。

　　我一邊傳送靈氣一邊觀察蘇醫師。他的嘴唇逐漸轉

紅，看起來也沒那麼虛弱，最後打了幾個大響嗝，精氣神都回來了。

「呼～舒暢了！之前胸腔好像被鎖起來，不能呼吸。」蘇醫師深深吸一口氣。

「現在好多了，非常感謝你。」蘇醫師向我鞠躬。

「你跟我媽慢慢聊，我去看診了。」說完就急著下樓去。

這是我第一次為蘇醫師傳靈氣。

一個多月後的某一天，蘇媽媽第二次緊急 call 我到診所為蘇醫師傳靈氣。我告訴她可以用遠距療癒無需到診所，老人家就是不放心，硬要我親自到診所。

蘇醫師像上次一樣全身虛弱，連講話的力氣都沒有。我趕緊為他傳送靈氣，傳完他就像缺水的花朵補充水分之後欣欣向榮了。

「我這次很清楚，為某個病患扎針的時候，有一團能量體竄過來，我來不及躲閃就中獎了。」蘇醫師回憶當初的狀況。

「謝謝周老師。沒辦法跟你多聊，改天電話聯絡。我趕緊下去看診了。」

隔天蘇醫師打電話給我。

「周老師，我覺得天使靈氣很神奇，你可以告訴我它運作的原理原則嗎？我想多瞭解。」

我為蘇醫師詳細介紹天使靈氣，並且回答他所提出的問題，蘇醫師聽完後馬上說他要學天使靈氣。我邀請他先參加近期的「天使之愛分享會」，等雲林場天使靈氣1&2階確定開課再告訴他。

事隔兩個多月，某天午休時間，蘇醫師親自打電話給我，請我到診所為他傳靈氣。

「周老師，不好意思又麻煩你了。上午為一個病患扎完針後覺得有點不舒服，為了不影響下午的看診，趁現在午休時間趕快請你來。」

「唉！這陣子不知怎麼搞的一直發生這種事？」蘇醫師自言自語。

「以前曾經發生過嗎？」我問。

「之前在大醫院服務的時候發生過兩次，不像這陣子這麼頻繁，開業八個多月已經第三次了。」蘇醫師感到很困擾。

「那是蘇醫師的針灸太厲害了，針針扎到要害啊！」

「呵！」蘇醫師苦笑。

「什麼時候開天使靈氣工作坊？我好希望趕快學會療癒方法。」

「這……我也不知道捏。在我們這裡收驚祭改要比推天使靈氣簡單多了。」這下換我苦笑。

「周老師，可不可以教我幾種方法應急？這樣下去不是辦法呀。」

我告訴蘇醫師：

「看診的時候如果你感覺有能量體干擾，或許可以試著跟他溝通，告訴他～你只是盡醫生的職責為病患看病針灸，並沒有要介入別人的課題，請體諒你醫生的角色。」

「當然，最直接有效的方法就是～邀請天使來為你處理。你可以先請 Michael 大天使為你切斷負面能量管的連結；再請拉斐爾大天使來為你做療癒。拉斐爾大天使是天使界的醫生，祂很樂意幫助你。」

「你可以誠心誠意這樣說～我祈請光的天使國度的 Michael 大天使神聖臨在（重複兩次）；請為我切斷負面能量乙太管的連結。（停留一些時間讓能量運作）」

「然後再說～我祈請光的天使國度的拉斐爾大天使神聖臨在（重複兩次）；接著就把你的問題告訴拉斐爾大天使，請祂幫你療癒。」

「好的，我試試看。」蘇醫師像得到武功秘笈般開心。

兩年過去了，蘇醫師不曾再找過我。我在雲林縣也沒再開天使靈氣工作坊，偶而會想起我對蘇醫師開了一張空頭支票。

有一天我不小心扭到腳，到蘇醫師的中醫診所看診。一進診間，蘇醫師像遇見老朋友似的跟我聊個不停。
他一邊扎針一邊說：「你教我的方法很有效喔。」

「真的啊！你用哪一種方法呢？」

「兩種方法都用。」蘇醫師眼神泛著點光。
當蘇醫師要移動到下個診療床時，他對我比了一個OK的手勢。
「我現在 OK 啦！」蘇醫師開心的說。

《細說天使靈氣》

・拉斐爾大天使是天使界的醫生、醫藥界的神奇魔法師。祂有一顆溫柔慈悲的心和想要幫助人的大願，只要有人呼喚祂必定回應相助，這點與觀音菩薩「千處祈求千處應」的頻率相應，因此又被稱為天使界的觀世音。

・拉斐爾大天使的專職是：

一・療癒

1・減輕疼痛和消除症狀。

2・療癒創傷。

3・釋放業力或帶來安慰希望。

4・輔導治療師。

5・推薦醫療服務。

二・旅行的守護

1・協助飛機安全抵達。

2・確保趕上轉乘的班機，準時到達目的地。

3・在陌生國家迷路可祈請祂協助。

4・水土不服時可祈請祂。

三・消除恐懼與焦慮。

四・護送靈體離開、淨化空間。

五・開啟眉心輪。

・天使靈氣對於卡陰的現象一次就OK，天使很快就能協助受困的靈體離開，並且淨化空間。

・在天使靈氣1&2階講義裡附錄了「防止干涉的宣稱」，它雖然不是天使靈氣的一部分，但當我們覺得自己或家庭生活中存在著一些不合情理的影響，它或許可以做為一種資源。可以唸「斷開關係」這一段：

「自我所是的神之神聖臨在，通過大天使麥達昶，我宣稱那些非百分之百純光的能量、實體或存有不會在任何時候被允許在我周圍。我進一步宣稱這件事是不可撤銷以及永久的。誠心所願。」

這些內容需要在三種不同的場合之下被說出來。

掛羊頭賣狗肉

　　這是我的體質，在帶天使靈氣工作坊之前，我會感受到學員的不舒服，而且不舒服的現象會一直延續到工作坊當天才解除。坦白講這種經歷是痛苦難受的，但它同時也提供了些訊息，讓我明白即將來上課學員的身心狀況。

　　這次帶「專業執行師」工作坊之前，我並沒有感到不舒服，只是莫名想起觀音，於是在工作坊前一天我做了一次「揚升大師參與療癒」，邀請天使和觀音揚升大師來為我療癒。

　　自我療癒完，我感覺天使的能量已經消退了，但觀音的能量一直在我身邊。

　　「觀音揚升大師，有什麼事嗎？」

　　話才說完，眼前出現了臻臻甜美的笑靨。

　　臻臻是一名牙醫，在台北東區開了一家牙科診所。她看起來好像很忙的樣子，總是匆匆忙忙進教室，下課後又急急忙忙離開。

　　「臻臻怎麼啦？」我問觀音。

　　沒多久我眼前浮現了幾個字樣，剛開始模糊不清，後來慢慢聚焦，呈現「名不正·言不順」六個大字。

「名不正言不順？！」

臻臻怎麼看都是一個好好小姐，怎麼名不正言不順呢？我知道她跟觀音、佛菩薩有很深的連結，在學習天使靈氣之前就學了很多法門，經常在看牙齒的時候偷偷為人消災解厄。

「這是什麼意思？請觀音明示。」

漸漸的，我眼前出現了一個畫面：一個掛著「羊頭」的肉舖，攤子上賣的卻是「狗肉」。
「掛羊頭賣狗肉！」現在我明白觀音在告訴我什麼了。

工作坊開始，我請學員聊聊為什麼來到這個工作坊？準備好成為療癒師了嗎？

「我很想成為療癒師，可是……」臻臻目光凝視前方，好像在思考什麼。

「妳是不是怕為人療癒會帶來不好的影響？」我問臻臻。

「是的，每次為別人療癒之後我都會不舒服，感覺很累。」臻臻臉上露出又愛又怕的表情。

「怎麼會這樣？傳送天使靈氣並不會沾染別人的濁氣和病氣呀。」甲學員很驚訝。

「天使靈氣的療癒很安全呢。」乙學員說。

「我不是用天使靈氣為人療癒。」臻臻回答。

「感覺不舒服，趕快用天使靈氣自我療癒就好了呀。」乙學員說。

「我每天忙到沒有時間自我療癒。」臻臻回答。

「可以睡前躺在床上自我療癒，睡著了也沒關係，天使會自動完成療癒。」丙學員建議臻臻。

「請問你用什麼方法為別人療癒？」甲學員很好奇。

「我綜合所學，用自己獨特的方法。這麼多年來，我只要接觸患者就知道他的狀況。」

「我常常偷偷為身體不舒服的人做療癒，也偷偷為卡外靈、業力的人做處理。」

「天啊～你越界了！」學員們異口同聲。

話題發展至此，我順流將觀音的訊息轉為教材。

「親愛的大家，業力沒有好壞，它既不是處罰，也不

是報應。」

「它是一種教導，好讓我們明白：種什麼因，得什麼果，要對自己的一切負起責任。」

「業力是宇宙和靈魂的精心設計，如果一個人還沒從課題中畢業，我們不能隨意拿走他的功課。」

「臻臻偷偷為人處理業力，出發點雖是慈悲，卻拿走了別人的功課。」

「沒有經過當事人同意，擅自拿走別人的功課，這是不被允許的，所以臻臻才會有不舒服、能量耗竭的現象。」

「觀音揚升大師是業力委員會的主委之一，祂非常疼愛臻臻，特別請我轉達她：以牙醫之名，行消業之實是：名不正言不順，掛羊頭賣狗肉。」我把觀音的訊息說給大家聽。

「呵呵呵……掛羊頭賣狗肉。」
「觀音真幽默啊！」

臻臻和大家笑成一團，她明白自己真的「越界」了。
藉著臻臻的事例，觀音揚升大師也讓準療癒師們對「療癒」有更深一層的理解，謝謝觀音的教導。

《細說天使靈氣》

· 學員一旦報名了天使靈氣工作坊，在開課之前就會經歷肉體、情緒體的清理，可能會有類似感冒的症狀、舊疾復發、情緒大暴走、睡眠擾亂等現象。工作坊帶領人在課前會發一則訊息解釋這是清理的過程。

· 在工作坊開始的前七天左右，有些工作坊帶領人會體驗到他正在代該團體做清理，處理一些不是自身的病痛或情緒。這時帶領人一定要明白這不是他的問題，盡可能懷著愛優雅的讓清理能量流經他。這整個過程是工作坊之前的能量準備。

· 天使靈氣的療癒師是天使，天使永遠知道被療癒者的狀況，當一個人的業力還沒被允許移走之前，天使不會隨意拿走別人的功課；所以為人傳送天使靈氣很安全，不會涉入別人的因果業力。

· 「揚升大師參與療癒」這個療癒除了祈請天使為我們療癒之外，也會邀請「揚升大師」共同來療癒。「揚升大師」一定曾經來地球當過「人」，他們是完成種種轉世考驗，開悟證道的聖賢智者，死後回到光中被封為「揚升大師」。

‧東方的揚升大師有：

@「子」字輩的：孔子、孟子、曾子、老子、莊子等。

@「菩薩」字輩的：觀世音菩薩、大勢至菩薩、地藏王菩薩、文殊菩薩、普賢菩薩、準提菩薩、日光菩薩、月光菩薩等。

@「佛」字輩的：釋迦摩尼佛、彌勒佛、阿彌陀佛、藥師佛、大日如來佛、燃燈古佛等。

@其他：媽祖和關聖帝君兩位。

‧西方的揚升大師有：

耶穌、聖母瑪利亞、瑟拉皮斯貝、迪瓦庫、聖哲曼、庫圖彌、梅林、穆罕默德、巴斯特、尤伽南達、喬治‧華盛頓等。

‧為個案做療癒的時候，可以由個案所佩戴的項鍊、佛珠或談話內容辨識出他的宗教信仰。這時邀請個案所信仰的揚升大師參與療癒會更貼近他，讓他對此次的療癒深具信心。

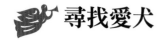 尋找愛犬

　　三年前在療癒中與前男友做永別的阿秀,臨時 Line 我要做個案,事態好像很緊急的樣子。阿秀一進工作室就對我說:

　　「老師,我的狗狗阿魯斯不見了,我找牠兩個禮拜都沒找到。我把阿魯斯當成我的孩子一樣寶貝。」

　　「阿魯斯很乖,每天替我看守蔬果園區,只要有陌生人靠近就叫不停;牠陪伴我在園區工作,我走到哪牠就跟到哪,還會做出可愛的模樣逗我笑,牠就像我的工作夥伴,我的生活中不能沒有牠。」

　　「這兩個禮拜我天天在外面尋找阿魯斯,沒辦法好好工作,吃不下飯,也睡不著覺,滿腦子想的都是阿魯斯,簡直快發瘋了。」

　　「我在鄉鎮各里辦公室張貼尋狗啟事,也在雲林縣的愛狗社團 Po 文請大家幫我尋找。兩個禮拜了仍然沒音訊,我擔心牠被帶到外地去就再也見不到牠了。」

　　「阿魯斯是在哪裡不見的?」我問阿秀。

　　「在園區不見的。那天我出去送貨前把阿魯斯栓在樹

下，回來時只剩下狗鏈，不見阿魯斯。」

「我懷疑阿魯斯是被熟識的人帶走的。在阿魯斯不見前幾天有一位中年男子來參觀園區，問了一些蔬果栽種的問題，之後就天天來園裡聊天。他會跟阿魯斯玩，表現得很友善，但自從阿魯斯不見之後他再也沒有來園區了。」

「阿魯斯是純種的黑土狗，或許這個人帶走阿魯斯是要當種犬。如果這樣，我希望他打完種就放阿魯斯回來，我不追究他的法律責任，千萬不要把阿魯斯賣掉，不然我再也找不到牠了。」阿秀說到這眼眶紅了。

「我去六房媽（雲林縣香火鼎盛的媽祖廟）那裡擲筊，籤詩說會找到阿魯斯的，可是兩個禮拜過去了仍沒消息，所以我來請問天使～阿魯斯會不會回到我身邊？可不可以請天使幫我找牠？」

我對阿秀尷尬的笑，心想又是一個可愛的婦人。在南部鄉下，人們很容易把天使靈氣當成來求神問卜的。

「阿秀，等一下傳靈氣時，我不確定是否能收到阿魯斯的訊息；但我保證天使靈氣一定會讓你的心情放鬆，不再那麼悲傷焦慮，能夠快快回到日常生活。」面對來問訊的個案，我總是要把話說在前頭。

我召喚夏彌爾大天使來為阿秀療癒疲憊的身心，並且請祂幫忙尋找阿秀的愛犬。阿秀在天使的頻率中很快睡著

了，她睡得很沉，鼾聲如雷，我等天使工作完才輕輕搖醒她。

「哇，我睡著了。已經兩個禮拜沒好好睡了。」
「現在感覺精神好多了，心情也沒有那麼鬱卒。」
「快告訴我，你有沒有收到關於阿魯斯的訊息？」阿秀迫不及待的問。

「我看到一隻狗，牠兩隻前腳搭在一個人的大腿上，一邊搖尾巴一邊開心的汪汪叫。畫面沒有看到這個人的上半身，只看到他的兩隻腳。」

「畫面的場景在哪裡？在我們鄉鎮嗎？周遭有沒有什麼建築物？」阿秀不放棄任何蛛絲馬跡的線索。

「場景就只是一片草地，沒有任何建築物，無法辨識在哪裡。」我回答。

「唉！那我只好繼續找囉。」
「但至少知道牠還活著，我就有一線希望。」

阿秀離開我工作室第二天中午，她打電話向我報喜。
「老師，我找到阿魯斯了！」
「我在大埤三民公園找到牠，就像你看到的畫面一樣，牠向我衝過來，兩隻腳搭在我大腿上，一邊搖尾巴一

邊開心的汪汪叫。」

　「天使實在是太神了！」阿秀對天使做了最佳的肯
定。

《細說天使靈氣》

・夏彌爾大天使具有神奇的靈視力，祂擅長「尋找」，可以協助我們：

尋人：找朋友、尋伴侶、找客戶、找老闆、找員工、找合作夥伴等。

尋事：找工作、找新興趣、找投資管道、迷路指引、尋找人生方向、找適合發揮熱情的職志等。

尋地：尋找合適的土地、土地開發投資等。

尋物：尋找遺失的物品、採購好產品、找住屋、找停車位、找寵物等。

祂還有開啟心輪、療癒創傷、修復關係、增進人際關係、帶來好人緣等專職，凡身心靈界、服務業、相親銀行、婚姻仲介等機構都喜歡擺設祂的畫像或雕飾，並且經常召喚祂。

・一般為人傳送天使靈氣並不會特別指定哪一位天使，而是召喚對這個人這次療癒最有幫助的天使臨在。文中專業執行師之所以特別召喚夏彌爾大天使，是為了幫阿秀尋找愛犬，並且療癒她因失去愛犬的悲傷。

・天使靈氣主要的作用是療癒，而不是讓人來問事。對於懷著問事心態的個案，專業執行師必須跟他事先講清楚說明白，才不會造成不必要的困擾。

一人吃兩人補

　　Jacquline 在天使靈氣「專業執行師」工作坊清理、點化之後，腹部周圍浮現了七塊紅色的大印記，像極了直接把大官印蓋在她身上似的，從此她的職業生涯起了大轉變。她從企業界突然想要投入身心靈圈，心甘情願從一個企業顧問轉為身心靈老師／療癒師。

　　這一次她回來複訓專業執行師的課程，課後問我：

　　「清華姊，妳可不可以當我的實習個案，讓我為妳做一次療癒？」

　　「當然可以。」我欣然答應，還有什麼比接受天使靈氣更好的呢？

　　「妳想療癒什麼主題？我希望與妳共振這個主題。」Jacquline 問我。

　　「一時間我也不知道要療癒什麼，你想共振什麼主題呢？」我反問 Jacquline。

　　「我們來釋放阻礙金錢豐盛的信念好嗎？畢竟每個人都

渴望擁有豐盛的財富。」Jacquline 徵求我的同意。

「好啊！」

Jacquline 與我約定遠距傳送靈氣的時間，我乖乖在這段時間靜坐。傳完靈氣時她打電話給我。

「清華姊，我為妳做《球體療癒》，進入球體意識之後，我看到妳是古代富豪人家的千金。」

「妳是妾室所生的孩子，非常得寵，因此被其他手足中傷妳的血統不純正。一身傲骨的妳不想繼續留在明爭暗鬥的家庭，毅然決然離家出走。」

「以一個女流之輩，當時妳只有當家教來謀生。憑著妳的實力和獨特的教導方式，妳做出了口碑，學生愈來愈多，後來妳乾脆開了一家私塾。只是妳的私塾沒有豐厚的財力支持，非常的簡陋。」

「許多富豪人家慕名而來，重金禮聘妳去當私人家教，妳絲毫不為所動，只想在私塾教平民老百姓。」

「在妳的觀念裡，妳認為收取高額的學費是不厚道的，妳為它們貼上罪惡的標籤。」

「妳也刻意跟富豪權貴畫清界限，彷彿只要跟金錢扯上關係就會失去清高和實力。」

「呵呵呵，這簡直是現代版的我嘛！這一世我仍然是

這副德性啊。」我忍不住自我調侃。

「清華姊，正經一點，我們不是要釋放有關金錢的限制性信念嗎？」

「是！是！後來……怎麼了？」我正襟危坐。

「我看到另一組畫面，它呈現妳可以有另一種選擇。」

「那就是《回家》，回到妳成長、受教育、被疼愛的地方。妳的老父親張開雙臂迎接妳回來，興奮的叫管家張羅妳一切所需。豐盛本是妳的，無需努力，無需證明，它原本就存在。」Jacquline 敘述她所看到的意象。

我沉思了一會兒才說：

「謝謝你讓我看見我需要調整的金錢觀，我會學習敞開，接受別人的給予。」

「以那一世為例，或許我可以回去跟家人團聚，請老爸支持我的理想，拿老爸的錢去裝潢和設備私塾，擴展我的教學事業吧。」

「妳開竅了！呵呵呵……」換 Jacquline 調侃我。

兩人在笑聲中結束這次的分享交流。

事隔一週，Jacquline 打電話給我，興奮的說：

　　「清華姊，上週幫妳療癒有關金錢的限制性信念，我自己同時也被療癒，而且顯化豐盛的速度超快。」

　　Jacquline 說起了她的故事：

　　「我二十歲就離家獨自生活，二十年來一直覺得自己孤立無援、六親淡薄。上個禮拜我竟然願意跟家人做更深的連結，隨之而來他們給我很多物質的資源。」

　　「前陣子，我一直想搬進台北市區，一方面節省交通時間，另一方面也希望有一個交通便捷的地方做療癒工作室。當我向家人提及這個想法時，我哥竟然叫我搬去他台北士林的房子，讓我省下一筆可觀的房租費。」

　　「我哥還提到小時候幫我寫作業的事，讓我感到好溫暖，這些記憶我都遺忘了，但哥還記得。」

　　「我決定接受哥的好意搬進他台北的家，這樣每個月爸媽從南部上來就可以與我同住，讓我來照顧他們的飲食生活。老爸年紀大了，我要把握與他相處的時光。」

　　「回家的感覺真好！就像為妳療癒所看到的景像一樣～只要回家，一切所需都為妳預備好。豐盛一直都在！」

　　「一切顯化得好快哦！我好感恩。」Jacquline 感性的說。

「清華姊，妳有什麼發現要跟我分享嗎？」

「上個禮拜我有一個重大的發現，這個發現會讓我以後減少很多開銷。」

「其實每個月我個人的花費很少，但是錢並沒有存下來，總是莫名其妙花掉了。」

「怎麼花的？我有很多學員和朋友在做直銷，賣營養食品、化妝品、日常用品、水晶寶石等等，只要他們跟我推薦產品，我多半都會買；有時候他們沒有向我推薦，我也會主動支持買幾個產品。我一個人面對那麼多人，錢當然花得又『痛』又『快』啊。」

「這種行為的背後有一個觀念，我認為：學員來上我的課，我要回饋他；朋友對我好，我也要回報他；於是我用買他們的產品來表示我的支持與回饋。」

「上個禮拜我突然發現，我是因為『看不見自己的價值』才會有這種觀念。如果我看見我對學員所付出的愛、耐心與教導；如果我看見我對朋友付出的關心、親切和友誼；我是否還要以購物來回饋他們？」

「一昧譴責自己沒看好荷包，或一再抵抗別人置入性行銷，無法解決我的問題。唯有看見自己的價值，肯定自己的價值，這才是根本解決之道。」

「哇！好棒的發現。」

「天使靈氣真是『一人吃兩人補』，我們共同釋放了有關金錢的限制性信念。」

· 球體意識療癒

這是專業執行師將自己和個案的球體意識相融合的療癒方法，它會連結到最初的原型（空～一切受造物皆由此顯化出來），讓專業執行師感知到多維度的實相，因而接收到有關個案現在、過去、未來的訊息。

這個療癒在「天使靈氣專業執行師」才會被教導，是一種很深刻的療癒方法。

· 天使靈氣的能量是透過執行師（管道）傳遞給個案的，不僅個案接收療癒能量，執行師也能從中獲益。

· 一般傳送天使靈氣時如果個案沒有指定療癒主題，天使會從執行師和和個案兩人共同需要被療癒的地方著手，以符合「一人吃兩人補」的效益。文中 Jacquline 和清華已設定要療癒「阻礙金錢豐富的限制性信念」，所以兩人共同都有收穫。

第一次個案後的自我審視

在「天使靈氣專業執行師」實務操作時我請學員做三個個案研究報告，並且上台跟大家分享做完個案後的自我審視。聽學員認真自我審視的過程，讓我想起自己上完「專業執行師」之後第一次做個案的經過。

寶丹姊是我每天早上去學校運動時都會碰到的大姊，我們同時也是山友，一個禮拜去溪頭一次。

寶丹的個性開朗又健談，有她在的地方就有歡笑聲，她像一部動力火車一樣充滿朝氣和活力。可是有一陣子沒聽到她爽朗的笑聲了，她看起來好像有心事，愁眉苦臉的。

有一天在校園碰到她，我問起她的近況，她才告訴我。

「我去年體檢的時候發現大腸長了幾顆增生性息肉，每顆都小於 0.5 公分，醫生說只要定期追蹤就可以不必處理。」

「這陣子我經常感到噁心、沒胃口、腹部脹痛、甚至拉肚子，去醫院檢查的結果是這些息肉長大了，有兩顆息肉大過於 0.5 公分，必須要切除。」

「醫生安排下禮拜四為我切除息肉。長這麼大我從來

沒有動過刀，一聽要動手術心裡就好害怕；而且我很擔心息肉切片檢查的結果是惡性腫瘤。煩心啊。」

「寶丹姊，我學過天使靈氣，可以祈請天使來為我們做療癒，我想在下週四之前，每天運動完就到妳家為妳傳送天使靈氣好嗎？」

寶丹是虔誠的天主教徒，她很高興我為她傳送天使的愛與祝福。我一共去她家五次，每次做完完整版奉獻空間之後，我們就一起禱告，唱詩歌讚美天主，然後才開始傳送天使靈氣。

第三天傳送天使靈氣時寶丹說她已經不再腹瀉，身體也舒服很多。我為她加油打氣，祈求天主和天使祝福她手術順利，並且有奇蹟發生。

寶丹到醫院切除息肉那天我一直牽掛著她，時不時就為她禱告，直到下午三點多她打電話來。

「清華，奇蹟真的出現了！非常不可思議吧。」

「今天早上，醫生按照切除流程先幫我做腸鏡，沒想到要切除的那兩顆大息肉已縮小到小於 0.5 公分，旁邊幾顆小息肉都不見了。」

「醫生覺得很不可思議，把之前的檢查報名看了又看，難以相信今天檢查的結果會這樣。醫生問我是否做了其他的治療？我很難跟他解釋天使靈氣，乾脆就告訴他～

是禱告產生的奇蹟。」

「所以今天我並沒有做切除手術，醫生說那兩顆小息肉並非腫瘤，不礙事，就叫我回來了。我好感謝天主和天使喔！」

隔天寶丹專程到家裡來送我一個小紅包，鼓勵我要繼續用天使靈氣幫助人。我因為寶丹的奇蹟對天使靈氣大有信心，深信天使從來不失誤，因而開始專業執行師的服務。

現在我以專業執行師的視角自我審視第一次做個案的過程，我覺得我「療癒前的準備」做得很好，一到寶丹家就把個人的情緒、事務拋出腦後，完全進入做個案的狀態，沒有因為到個案家就不好意思做完整版奉獻空間。

在「瞭解個案問題」這部份我有做到無條件的傾聽和接納，並且將個案的本質視為完美，賦予他權能，讓他意識到自己是實相的掌控者，他有能力翻轉目前的疾病或問題。

但是在「傳送天使靈氣」這部份我沒有做到～無為（只單純傳送靈氣，不帶任何動機、意圖或期待。），當時我不懂無為的原則，帶著強烈的意圖希望個案趕快好起來，並且期待奇蹟出現。

在「分享交流」這方面我也做得很好，我親切真誠的

與個案交流，沒有以通靈感應的語言來表達，每一次交流完都發現個案的心情很愉快。

唯有在「個案離開時全然的放手」這部分我不及格，當時我得失心太重，一直期待個案有好的結果，即使個案已經到醫院動手術了仍然牽掛著他。甚至聽個案說大息肉已經縮小了，我還覺得美中不足，心裡嘀咕著～天使啊，為什麼不讓那兩顆大息肉乾脆不見呢？如今想起來覺得對天使很失禮，還好天使有的是無條件的愛，祂們完全的包容接納我。

初次做個案的我有點清澀，但是對個案的關心和祝福卻是百分百的真誠。不管以後我還會做多少個個案，我期許自己永遠都保有第一次的初心。

《細說天使靈氣》

•「天使靈氣專業執行師」實務操作時會請學員繳交三篇個案報告，目的是讓專業執行師自我審視療癒的進程好做日後的改進。其內容如下：

一・我是如何預約個案的？在個案預約到前來療癒期間有出現任何狀況嗎？

二・在療癒前我如何準備好自己和空間？

三・簡述我對療癒的第一部分「瞭解個案問題」的感受和展現方式。

（例：是否無條件的傾聽？是否聽出療癒主題？是否賦予個案權能，讓他意識到問題實際上是一個禮物？……）

四・簡述我對療癒的第二部分「傳送天使靈氣」的體驗和覺察。

（例：是否做到「無為」的原則？是否有斷開連結？……）

五・簡述我對療癒的第三部分「分享交流」的表達方式。

（例：是否不知不覺以遙視、感應、通靈的方式來表達？結束後個案的心情和狀態是否有轉好？……）

六・我有做出後續的預約嗎？

七・我在個案離開時是否全然的放手？

八・簡述我對自己其他的發現。

（例：自己做得很棒的地方？需要改進之處？……）

・「無為」是天使靈氣的精髓，每一位執行師在傳送天使靈氣時都以「無為」為至高境界。什麼是「無為」呢？就是維持著空間，單純的傳送天使靈氣，不做任何事，也不帶任何動機、意圖和期待。

・在涉及醫療問題時，天使靈氣執行師要謹記「五不要」。
不要診斷疾病。
不要聲稱會治癒任何疾病或病理。
不要聲稱在某個特定疾病領域擁有專長。
不要提供病狀的預斷。
不要建議個案停止或改變處方藥。

・雖然天使確實治癒了文中的個案，但天使靈氣執行師不會向人宣稱天使靈氣具有治療效果，也不會以此做為宣傳廣告。

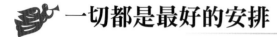

一切都是最好的安排

在「天使靈氣大師階」工作坊一開始，我照例請學員先說說話，瞭解一下學員各別的狀況。

「請說說為什麼你會來到這個工作坊？」

「你想要成為天使靈氣老師嗎？」

學員一個接一個分享心路歷程，美樂蒂最後一個說。

「本來我很渴望上這個工作坊的，但是發生一件事情之後，我猶豫了，我甚至懷疑自己無法勝任這個靈性服務。」美樂蒂神情有些感傷。

「發生了什麼事呢？」我問美樂蒂。

「我幫姊姊的小孩傳送靈氣，他是個國中生，這學期開學不久後突然不想上學，每天早上都上演各種不同的戲碼，無論如何就是不肯到學校，問他原因也說不出個所以然。」

「姊姊有到學校拜訪他的導師，似乎也找不到具體的原因。姊姊和姊夫用盡各種方法軟硬兼施都沒有用，硬強迫他上學的結果就是～生病。」

「我幫他傳了四次靈氣，本以為會漸漸好起來，沒想

到卻越來越嚴重，他也不要我再為他傳靈氣了。現在他已經有憂鬱症，正在看精神科。」

「所以你有挫折感，對天使和自己都失去了信心。」我同理美樂蒂的心情。

「是的！我很挫折，我不知道天使靈氣這條路是否可以繼續走下去？」

「但是上個禮拜發生了一件不可思議的事，讓我改變主意來到這個工作坊。」

美樂地臉上浮現一抹淡淡的微笑，繼續說：
「那天晚上我進寢室，看見我的枕頭發出金黃色的亮光。我把房間的燈打開，枕頭的光仍然沒有熄滅；我在枕頭旁邊左看右看，並沒有找到光源，為什麼這顆枕頭會發光呢？」
「我把電燈關掉，那金黃色的光更加燦爛耀眼，彷彿一塊大黃金在黑夜中熠熠生輝。」
「我來回數次把電燈打開、關上；打開、又關上；觀察光的變化。我想要用科學的角度來解釋這現象，想來想去就只有～螢光劑嘍。但是螢光劑不可能讓枕頭發出這麼強烈的光啊，何況我用的洗衣精是環保無毒無添加螢光劑的呀。」

「那天晚上我躺在發光的枕頭上睡覺，一覺到天亮。隔天我把這現象告訴兒子，希望聽聽他的見解。」

「沒想到當法官的兒子竟然對我說：媽，那是你的天使啦！你不是正在猶豫要不要上天使靈氣大師班嗎？《這是天使在呼喚你的徵兆》。我鼓勵你去上大師班，下禮拜上課的時候我陪你在台北住一晚。」

「當下我楞住了。兩年來兒子看著我每天奉獻空間和自我療癒，他一定是看到我好的轉變才會如此支持我，霎那間我感到無比的欣慰。」

「哇！你兒子真貼心，專程從中壢北上陪媽媽在飯店過夜。」我讚賞美樂蒂的兒子。

「現在我們來談一談天使靈氣執行師普遍會經歷到的心路歷程，那就是～當療癒的結果和心中所預期的不一致時，會產生挫敗感，甚至懷疑自己是否受到天使所眷顧。」

「我很能理解美樂蒂的感受，過去我也曾經因為沒有達到預期的療癒效果而感到挫敗、懷疑；但是只要我們沒有放棄，隨著對天使靈氣的體會加深，我們會穿越這個過程的。」

「專業執行師的課程提到：個案一旦離開，療程就已

完成，要讓個案從我們的意識中徹底離開；如果執行師擔心個案會怎樣，或者對療癒的結果帶有預期，這都會讓療癒的進程打折扣。」

「人會生病有很多種因素，疾病的本質是為了淨化、釋放；它是轉變過程的一部分。天使靈氣的療癒過程是由天使王國所指導，療癒師是天使，我們要相信每一次的療癒都是完美的，都是處於神性秩序的。我們無法定義什麼是好的結果、壞的結果，這僅是人的看法和價值判斷而已。」

「以美樂蒂的個案為例，我們不知道這個孩子為什麼會生病？或許他在學校被霸凌，因此創造生病來逃避上學；或許他不想上學來自於課業壓力；當療癒的效果不如預期時，不要太快說無效或放棄，也許那只是療癒的數次不夠多，不足以產生質變罷了。」

「雖然這男孩不讓阿姨再為他傳靈氣，但美樂蒂可以默默為他遠距療癒啊。天使靈氣充滿天使無條件的愛，沒有靈魂會抗拒愛，所以我們可以不徵求對方的同意就為他傳送靈氣。」

「哦。」美樂蒂心中的挫折和疑慮豁然開朗。

「天使靈氣大師階」工作坊會要求每一位準教師上台做教學演練。美樂蒂有瑜伽老師的背景，她的台風穩健，態度不疾不徐，講解療癒方法時條理分明，口條清晰，可以預見她將來定是個優質的天使靈氣工作坊帶領人。

　　艾琳上台教學演練「神性臨在療癒」的時候，我們看到美樂蒂的靈魂家人都是天使，她是「天使家族」的一份子。

　　突然間，我明白美樂蒂的枕頭為什麼會發光？美樂蒂的兒子為何鼓勵她來上大師工作坊？她為何會在工作坊說出心中的挫折和疑慮？冥冥當中，似乎有一雙隱形的手在推動，把美樂蒂一步步推向她靈魂要走的道途。

　　一切都是最好的安排。

《細說天使靈氣》

・「天使靈氣大師階」工作坊的主旨是：
1・將人導入天使靈氣「大師階」的能量中。
2・培訓準教師具備帶天使靈氣工作坊的能力。
3・對天使靈氣各種療癒方法或任何主題進行回顧與討論。

・當療癒效果與心中的期待不相符合的時候，人很容易感到失望、挫折；這是專業執行師在服務道途必需克服的障礙之一。

・「神性臨在療癒」
「神性臨在」療癒會邀請執行師的 11 個靈魂家人來參與療癒，當執行師與 11 個個靈魂家人的能量匯聚在一起，會成為神性臨在極為強大的療癒能量。

這就是人生

有一天晚上小叔打電話給我。

「大嫂，偉伶又住院了，情況不樂觀。」小叔的聲音有些顫抖。

「請你為偉伶傳靈氣，減低她的痛苦；如果要走，就讓她平靜安詳的走，不要再受折磨。」電話那頭傳來一位父親心疼女兒的哭聲。

「好的，我馬上為偉伶傳送天使靈氣。你和敏秀請多保重。」其實我很理解小叔、小嬸心中的痛，卻不知如何安慰他們。

為偉伶遠距傳送靈氣之後，我望著窗外的星空靜默很久；天下父母最悲傷的莫過於「白髮人送黑髮人」，小叔、小嬸害怕的這一刻終究還是來臨了。

三年前，有一天偉伶幫客人剪頭髮時突然昏倒，被送到醫院檢查才知道已經大腸癌第三期。

看著偉伶歷經一次又一次的化療，身體逐漸消瘦羸弱，心中很不捨，花樣年華的她抗癌這條路不知還要走多久？於是我邀請偉伶、芳誼、小嬸一起來學天使靈氣，期

盼在偉伶恢復健康的這段日子，天使靈氣能為她和家人帶來支持與療癒。這是我送給他們最珍貴的禮物。

上完天使靈氣 1&2 階，偉伶非常喜歡天使，每天除了自我療癒之外，還會跟天使訴說心情點滴。小嬋看天使靈氣為偉伶帶來那麼大的慰藉，每天也跟著偉伶一起做自我療癒，母女感情更好。

偉伶的情況看起來還不錯，小嬋也放心的回到店裡上班。直到我邀偉伶、芳誼來上天使靈氣3&4階前一天，我感受到偉伶整條脊椎和後背都是麻痺淤滯的，右手根本舉不起來，也無法握東西，才知她的情況並非想像中那麼好。

工作坊完後兩個禮拜，我打電話給偉伶，她告訴我：

「伯母，癌細胞已經擴散到我的脊椎，我的手越來越沒力氣，吃飯都要家人餵了。」

「生病這段期間雖然很痛苦，但是我感受到很多愛。爸爸、媽媽那麼愛我；芳誼、紹雯對我那麼好；美髮院的同事經常為我帶來禮物和點心；同學、朋友也常來看我為我加油打氣……我得到很多愛和溫暖。」

偉伶的話猶縈繞耳旁……

接完小叔電話隔天一大早，我和先生趕到林口長庚醫院探望偉伶。在進入病房之前，我祈請拉斐爾大天使與我

同行，透過我的手和言語隨時給偉伶幫助。拉斐爾大天使是偉伶患病期間最常連結的大天使，我祈請祂和觀音揚升大師在偉伶時辰到時來接她回天家。

　　進病房時看見偉伶睡得很不安穩，身體像受驚嚇似的頻頻顫抖。

　　「偉伶，伯父、伯母來看你了。」小叔在愛女耳旁輕輕的說。

　　偉伶張開沈重的眼皮叫了聲：「伯父、伯母。」

　　我握著偉伶的雙手，不知怎的，竟然預知她明天早上八點左右要離開；淚水再也無法控制，一滴接一滴落在她手背。

　　「偉伶，辛苦妳了。妳是勇敢的靈魂，美好的仗妳已打完，現在準備要回家。」

　　「生命生生不息，死亡不僅是結束同時也是開始，讓我們有機會重新選擇一個肉體來地球旅行。不要害怕死亡，死後是一片寧靜，無病無痛。拉斐爾大天使和觀音菩薩會來接妳，妳只要跟著祂們就可以回天家。」我說出大家避諱不敢談的話題。

　　「想想妳這一生得到很多美好的禮物，帶著爸爸媽媽給妳的愛、姊妹給妳的手足之情、男朋友給妳的愛情、親朋好友給妳的關心回天家。」

「不久，我們也會陸續回去，到時候妳可要好好招待我們哦！美麗的小天使。」偉伶被我逗笑了。

走出病房，颯颯激動的抱住我。
「老師，天使沒有讓偉伶的病好起來，我好難過，我要如何再對天使有信心？」她哭了。

我拍拍颯颯的背安撫她，其實我的心也在哭泣；不是因為偉伶，而是颯颯的話。
「颯，我理解妳的心情。但是世界上有哪一尊神佛，我們信祂拜祂，祂就能幫助我們免於死亡？」
「天使不能讓大限已到的人免於死亡；但是天使靈氣卻可以支持他死亡的過程不要那麼痛苦，安詳的回家。」

「嗯。」颯颯強忍住悲傷。

離開醫院前我以擁抱代替安慰，給小叔、小嬸深深的支持。小叔對我說：
「大嫂，謝謝你，偉伶聽了你的話之後心安定多了，不再一直顫抖。」

隔天早上八點，偉伶果然安詳的走了。

在告別式上看著偉伶的照片，我彷彿墜入時光的長

廊，看到襁褓中偉伶熟睡的模樣；　上我閱讀寫作班認真聽故事的神情；讀大專時變成亭亭玉立的淑女；踏入社會後工作、談戀愛、論及婚嫁；最後生病像花兒般枯萎凋零……生命短暫令人不勝唏噓。

　　走出告別式的禮堂，天空下起雨來。不遠處傳來殯儀館其他廳堂告別式的聲音，司儀們正在主持不同人生的最後一場結業式。

　　人最難以承受生離死別，但是又不得不面對它，這就是人生。

《細說天使靈氣》

・「天使靈氣專業執行師」工作坊中談到～疾病的本質，和人為什麼會生病等內容，這幫助專業執行師對於疾病有透徹的理解，而能支持到個案。至少他們對療癒會懷有切合實際的觀點，不至於因為天使沒有將一個人的疾病「治癒好」而沮喪、失去信心。

・疾病的本質除了淨化和釋放以外，同時也提供學習的機會；讓生病者學習接受和臣服，允許自己被照顧和體驗依賴。對大部分人而言「給予」容易「接受」難，但是當深陷無助的時候則需要學習「接受」。接受了才會明白誰關心你；才會體會到你是如此的被愛；才會強迫自己休息；才會學習到有關自己的軟弱與力量，因而臣服。

・在我們的社會很忌諱談論死亡，因此加深人們對死亡的誤解和恐懼。天使靈氣工作坊對於死亡和臨終有很深刻的教導。例如：死亡並不是消失一無所知；也不是要去陰間接受生前的審判；靈魂離開身體後去往何處？是由當下的意識層次決定的⋯⋯當人對於死亡不再誤解或恐懼，就比較能夠坦然沒有恐懼的面對死亡。

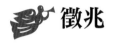

徵兆

在「天使靈氣大師階」工作坊佳德問了一個問題：

「我們如何知道自己已經準備好，可以帶工作坊了？」

我思考了一下回答：

「留意徵兆！當我們下了一個意圖，這個意圖剛好是靈魂想前往的方向時，一切都會自然發生，水到渠成，輕鬆不費力。」

「舉我的例子來說。當我知道我的靈魂渴望跟天使連結的時候，天使課程的資訊就一直出現（以前從未看過）；我上了幾種天使課程之後選擇了天使靈氣，感覺與祂最相應。」

「但是上完《天使靈氣3＆4階》之後，懷疑、沒自信的生命課題讓我延遲了一年半才繼續再往前走。在這段靈性暗夜期間我非常不快樂，找不到方向，做什麼事都不對勁；直到上完《專業執行師》和《大師階》工作坊之後，未來的路才一一呈現。」

「我訂下目標要做一百人次免費個案來扎實基本功，

在動念之間，貴人馬上出現。我為一位年輕人傳送四次天使靈氣，改善了他與父母的關係，讓他從宅男踏入社會工作。他的媽媽非常高興，因此成為天使靈氣最佳代言人，大力推薦親朋好友和客戶來找我做個案，讓我很快完成一百人次的免費個案療癒。一切進行得非常順利，應證了：當我真心想望，全宇宙都會來支持我。」

「完成一百人次個案療癒之後，這位熱心的媽媽邀我到她美容工作室設立一個收費的療癒空間。剛開始我的收費非常便宜，跟老闆娘五五拆賬後一日所得並沒有多少錢，但是我做得非常開心，精神的豐盛遠勝過於金錢的收入。」

「我每週進駐療癒空間三天，不知不覺做了近兩百個個案。直到那年春節過後，突然一個個案也沒有，老闆娘和我都覺得很納悶，照理說我的經驗更豐富了，沒道理一個個案也沒有啊！這時內心有一個聲音不停的告訴我～出來帶工作坊吧！出來帶工作坊！但是我不理會這個聲音，想盡辦法要讓個案療癒工作從敗部復活。」

「整整兩個月時間我等不到一個個案，在天天掛蛋的現實中把我的信心耐心消磨殆盡，這時我才認真思考此路不通或許是一種徵兆，它在告訴我～真的要出來帶天使靈氣工作坊了。」

「於是我開始備課，可是備好課以後學員從哪裡來？課程簡章要發給誰？想來想去，就發給昔日一起上能量課的朋友吧。記得當時我把DM傳給九位朋友，沒想到百發百中，這九位朋友通通都來上天使靈氣，其中一位還介紹他的朋友來參加，學員人數共達十位；我就這樣開始第一場的天使靈氣工作坊。」

　　「哇！好順利喔。」學員讚嘆。

　　「所以要留意徵兆。上完大師階之後，如果我們渴望帶天使靈氣工作坊，而一切準備工作很快就緒，事情的發展很順暢，好像什麼都為我們預備好了似的，那就表示時候到了！要趕快採取行動。」

　　美琪提出疑問。
　　「如果我們不採取行動，就像老師當初忽略內心的聲音和徵兆，天使就會切斷我們現有的一切物質資源？」

　　「天使是愛的存有，祂們不會這樣做。是我們的靈魂為了要走上自己的道途，不得不這樣做，為的是要催逼我們省思和發現。」
　　「所以在我們當中，如果有人感受到靈魂要你出來做專業執行師，或帶天使靈氣工作坊，請響應這個邀約，不要讓自己受苦又浪費時間。」我說出肺腑之言。

「在教與學的路上，我們不能有《等我完全準備好再上路》的心態，因為永遠等不到這一天。學海無涯，我們每天都在超越自己，精益求精；唯有從做中學習，邊做邊修正才接地氣啊。」

　　「在座每一位準教師，你們都經過天使靈氣四階段的學習和培訓，要對自己有信心，勇敢的走出來，把天使靈氣散播到各個地區，讓更多人擁有這套珍貴的療癒和揚升工具。只要我們去做，天使不會讓我們孤軍奮戰，天使王國永遠是我們最堅強的後盾。」

　　我看看時鐘，已經到了要結束工作坊的時間了。
　　「恭喜大家完成了天使靈氣大師階的陪訓。現在我要頒發證書，這證書是國際性的認證，你們可以在世界各地帶領天使靈氣工作坊。」

　　「念到名字的人間天使，請你以最開心的模樣飛出來接受這一份榮耀。」
　　「佳德、美琪、美樂蒂、艾琳、櫻花、怡鈞、敬涵……」

　　在唱名的這一刻，我感受到每一位學員都散發愛的振動頻率；他們願意把天使無條件的愛散播到人間每一個角落，他們是人間天使。

《細說天使靈氣》

· 天使靈氣的學員每完成一個階段的學習都會獲得一張證書，這張證書是國際性的認證，不管走到哪個地區都被承認。學員可以憑著證書自由選擇下一個工作坊的老師，沒有限定要跟原來的老師完成每個階段的學習。

· 每一位學員上完「天使靈氣大師階」之後，該工作坊的老師會把學員的資料寄到英國天使靈氣總部，由克莉絲汀·科瑞發送歡迎信和教師資格申請表，只要學員填好申請表寄回英國總部，即可獲得合格教師證，教師名字也會登錄在天使靈氣國際網站。

· 「光的天使王國」的眾天使邀請合格教師們遵循內心的引導，毫無畏懼的去推廣天使靈氣。只要我們願意響應這個邀約，天使王國會懷著感激祝福我們，任何時候天使都會支持鼓勵我們，引領我們繼續往前走。我以多年推廣天使靈氣的經驗跟大家分享，耕耘天使靈氣愈久，服務道路愈寬闊，物質的回報相對的也更加豐盛。

貳

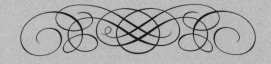

天使與我同在的幸福日子

心情日記

我沒有離開妳

　　那天我比預約時間提早到整復所，前面的客人還沒做完身體，整復師太太邀我到她家後廳聊天。她走在我前面，我看她摀著腰一步一步吃力的走著，知道她腰疼的毛病又患了。當下我腦海閃過一個念頭：

　　「你（指我所感知到的一個靈體）還沒走啊！」

　　不經意的一句話，沒有任何冒犯之意，倒像是在自言自語，沒想到卻讓整個空間瀰漫了不友善的氛圍。

　　我走到餐桌旁，桌上擺著一盤剛捏好的水餃，還沒仔細看清楚整復師太太包水餃的手藝，突然感覺天旋地轉，眼前彷彿被一層帷幕遮住似的，背脊一陣發涼一陣麻，額頭直冒冷汗。

　　一切來得太突然，我扶著餐桌慢慢坐下來。整復師太太為我倒了一杯溫開水，我一邊喝溫水，一邊緩慢的深呼吸，跟她聊了些什麼現在完全沒有印象，腦筋一片空白。

　　還好等待的時間並不久，整復師很快通知輪到我了。我躺在診療床上安定心神之後，才恍然大悟原來是我感知到的「那個靈」在警告我不要管閒事。

　　一個小時的整復很快過去了，我回家小睡一會兒，醒

來看見整復師太太傳 Line 給我。

「周老師，我剛剛接獲靈界訊息，Michael 大天使已經離開你了，現在在你身邊的不是 Michael 大天使，你要小心留意。」

看到這則訊息我很震驚，但很快質疑它的可信度和訊息來源。

我想到整復師太太曾經說她擁有靈異體質，從小就能看見鬼魂，並且莫名其妙知道某位長輩即將離開人世。她的母親聽說在人身上淋黑狗血可以袪除靈異體質，不知道為她淋了多少次黑狗血，仍然沒有消除她「看得到聽得見」的能力。

我問自己：「我有保持初衷做靈性服務嗎？」

答案是肯定的。即使用高規格審視自己，我確定我的服務始終保有初衷。

直覺告訴我不要理會這個訊息。一個人從出生開始，他的守護天使就一直守護在他身旁，直到這個人死亡為止。即使這個人犯了大錯特錯，守護天使仍然默默守護在他身邊，沒有批判，也不會離開。Michael 大天使既然是我的守護天使，祂便永遠不會離開我，何況我並沒有偏離正道。

這樣的想法讓我稍感安心，但無可諱言的，心情仍然覺得沈重。我召喚 Michael 大天使，問祂：

「Michael 大天使，祢有離開我嗎？」

得到的答案是否定的，可是我的心仍然忐忑不安，矛盾極了。我既相信 Michael 大天使的回答，又害怕這答案只是我頭腦的臆造，自己在騙自己。我覺得好無助，好想哭哦。

隔天一大早，我接到整復師太太的電話。她的聲音急促而緊張。

「周老師，Michael 大天使叫我告訴妳～祂沒有離開妳。」

（在這之前，整復師太太不認識天使，也沒聽過 Michael 大天使的名字。）

「昨天晚上，祂顯像給我看，我從來沒有看過這麼高大，這麼威嚴的大天使。」

「祂手裡拿著一把很亮的長劍，全身光亮得讓人張不開眼睛，簡直就像 Super Star 一樣，讓我心生畏懼。」

「祂要我今天一早就告訴妳～祂沒有離開妳，祂一直守護著妳。」

整復師太太說完 Michael 大天使交代的事情，這才如釋重負的鬆了一口氣。而我放下手機之後忍不住哭了。

「Michael 大天使，祢一定非常瞭解我的心情，才會向

整復師太太顯像。謝謝祢照顧我的軟弱，理解我所有細微的感受。這份理解人間難尋覓，就算是我的配偶、孩子、好朋友也難有如此知心的理解。」

「Michael 大天使，當祢重複對整復師太太說『我沒有離開她』的時候，祢知道我有多感動？這句話就像及時雨澆灌了我的心田，讓我覺得深深的被愛、被支持，因而從內在長出了新的力量。」

「Michael 大天使，謝謝祢對我這麼好，這麼愛我。」
「我會牢牢記住祢這句話～我沒有離開妳。」

我把女兒交托給天使

今天在教養院做完 A 少女個案陪伴之後，我問她：

「妳生理期順暢嗎？感覺妳的下腹有一個地方硬硬脹脹的，會痛。」我說出在談話中感知到她身體的狀況。

「是啊，我下腹部有個地方經常會痛，兩年了始終醫不好。有個通靈人告訴我那是拿掉小孩的緣故。」

少女對我一見如故，說出她一段往事。

「13 歲那年，我與男朋友在一起，懷孕了。」

「有一天我感冒，男朋友買藥給我吃，服完藥沒多久我的下腹就開始疼痛和出血。男朋友這才說出給我吃的是墮胎藥。」

「沒多久，我的下腹劇烈疼痛，出血量也愈來愈多，我哀求男友送我到醫院，可是他說不可以。我爬到浴室在慘痛中排掉了一塊血肉，打手機向友人求救就倒在一片血泊中……」

聽她敘述時我確實感覺有一個能量體在我們身旁，我為 A 少女傳送天使靈氣，並祈請 Michael 大天使將靈體送回該去的地方。

傳完靈氣少女興奮的說：

　　「我剛剛看到眼前有一團好亮的光，有一個小女孩對我微笑，她向我揮揮手轉頭走入光中。」

　　「嗯，天使已經將小女孩的靈魂帶回靈界，只要他願意很快就可以再來人間投胎。」

　　「太好了！謝謝老師，謝謝天使。」
　　「老師，你知道嗎？之前那個通靈人他說可以為我送走嬰靈，收費要兩萬捌仟元，我本來想離開教養院後賺錢來處理這件事，呵呵，現在省下了兩萬捌。」

　　在送少女回宿舍的途中，我問她：「妳恨不恨那個男朋友？」
　　她毫不加思索的搖頭。
　　「每個人都有做錯事的時候。」
　　「當初是我自己選擇跟他在一起，我不怪他。」

　　我又問：「妳爸媽知道這件事嗎？」
　　她睜大眼睛看著我。「當然不知道，給我爸知道了，那個男的就死定了。」

　　把 A 少女交給班導，看著她的背影消失在大門深鎖的長廊，我的鼻頭一陣酸楚，很是心疼。

我心疼這少女小產卻沒有一滴藥膳暖暖宮補補身。

我心疼這少女小小年紀卻玩很大。

我心疼這少女的父母差一點就失去他們的女兒。

我心疼自己也有兩個女兒，不管這種事發生在 A 少女或自己女兒身上，為人母者都難以承受。

回到家剛好接獲大女兒來電，兩人聊著聊著我忍不住說：

「鈞，媽媽覺得我是一個幸運的母親，從小妳和妹妹就很懂事，不曾讓父母操心。」

「長大後，不管是事業、家庭、經濟每一樣妳們都自理得好好的，讓老爸老媽好省心。有妳們真好。」

說真的，我已經六十幾歲了，人生的任務大都已完成，哪天說走就走了並不覺得有啥遺憾；餘生最大的心願就是希望兩個女兒和她們的家人平安健康快樂。然而她們一個住澳洲，一個在台北，母愛再長遠也鞭長莫及，遠水救不了近火，我只能請求天使幫我照顧她們。

我知道天使確實很眷顧我的兩個孩子，她們像幸運兒似的好事總在最恰當的時間點來到；本以為不樂觀的事態最後卻峰迴路轉；這一切看在我眼裡除了小部分是她們自己的努力，大部分都是天使的協助。我真的非常感謝天使。

我經常鼓勵女兒要連結天使，跟天使做一輩子的好朋友。

　　「如果有一天媽媽回天家了，妳們想念我、連結我最好的方式就是召喚天使；當妳們召喚天使就等於召喚了我。」

　　「我不在的日子，無論妳們是順利或挫折，記得都要召喚天使。順利時，天使會祝福妳們好上加好；挫折時，天使會牽妳們的手走過難關；只要妳們祈請，天使必定協助。」

　　「這是我和天使的約定，我已經把妳們交托給天使了。」

天使太給力了！

　　在台南場天使之愛分享會我聽到一個有趣的分享。

　　有一天美麗騎摩托車急著回娘家看生病的母親。一路上她腦海裡惦記著都是母親，一個閃神，摩托車撞到停在路邊的一輛自用車，把自用車左側的板金撞凹了，照後鏡也給撞壞了。

　　她沒有肇事而逃，寫了一張紙條夾在擋風玻璃的雨刷上，告訴車主她有急事先去處理，兩小時之後一定回來與車主聯繫。

　　兩個小時後美麗回到肇事地點看到那張字條還夾在雨刷下，顯然車主還沒來過。她把摩托車停好，頂著大太陽在路邊等候車主。

　　時間像老牛拖車似的慢慢走，慢慢走……

　　美麗等了一個小時車主終於出現了，是一位手臂滿是刺青，看起來很兇的彪形大漢。

　　美麗看到車主害怕極了，心想這下她慘了。突然腦海裡閃過一個念頭：

　　「召喚 Michael 大天使。」

　　「召喚 Michael 大天使……」

於是美麗召喚 Michael 大天使，請求 Michael 大天使賜給她勇氣和智慧，幫助她與對方有良好的溝通，能夠圓滿處理賠償的事宜。

　　車主先看到他的愛車左側板金凹了一個洞，然後再抽出夾在雨刷下面的字條，一邊閱讀一邊問美麗：「你有保險嗎？」

　　美麗回答：「只是保一般強制險而已。」

　　車主聽了皺皺眉頭，他又問：「妳前前後後等了我三小時？」

　　「嗯。」美麗點頭。

　　沒想到這彪形大漢竟然對美麗揮揮手，瀟灑的說：「妳走吧！」

　　美麗不敢置信，怯怯的問：「你是說我可以走了？⋯⋯」

　　「是啊！你可以走了。」車主再次揮手示意美麗離開。

　　美麗萬萬也想不到結局竟然是這樣，她有驚無險的處理一樁交通事故，沒有請交警也沒有做筆錄，連理賠金也不用付，這一切實在是太神奇了！

美麗好興奮喔，在騎車回家的路上，她好想對停在路口等紅綠燈的摩托車騎士和行人大聲說：

　　「天使太給力了！」

　　「天使實在是太給力了！」

　　我覺得美麗的分享實在太有畫面了，一邊聽她敘述一邊想像Michael大天使站在彪形大漢身旁，用翅膀不斷順撫他的胸口唸唸有詞：

　　「calm down……」

　　「calm down……」

　　呵呵呵呵……美麗在節骨眼召喚 Michael 大天使，讓祂把鐵漢變柔情，實在是太有趣了。Michael 大天使和彪形大漢他們是 man 對 man，英雄識英雄，最對頻不過了。

小燕重生

前幾天傍晚散步的時候，看見一隻燕子閉著眼睛躺在稻田邊，靠近一看發現牠已奄奄一息。我把牠捧在手心，感覺牠全身僵硬幾乎沒有體溫。

我想起亞列爾大天使是野生動物的守護天使，祂一定能救這隻小燕子。於是我召喚亞列爾大天使臨在，請祂透過我傳送天使靈氣給手中的燕子。

從田邊回到我家大約十幾分鐘的路程，我感受到小燕子在我掌中體溫逐漸回暖，身體也柔軟了。

我十分篤定小燕子一定可以活下來，只是不知道要給小燕子吃什麼來補充體力。上網搜尋得知燕子吃蚊蠅等昆蟲，不吃人的食物，我沒辦法強行掰開牠的嘴餵牠吃東西。

於是我跟小燕子溝通。

「小燕啊，我不知道要給你吃什麼，請你忍耐飢餓暫時在我家住一個晚上，等你明天恢復體力了我再放你走。」

當天晚上自我療癒的時候，我把小燕放在身邊，讓牠再次接收天使靈氣。

牠看起來愈來愈好。

隔天一早醒來我就看見牠在客廳不停的盤旋，好幾次撞到玻璃窗掉落在地上；牠不氣餒展開翅膀再次飛翔，然後再次撞到玻璃……一次又一次的。

這情景讓我看了好心疼，不知牠重覆這動作多久了？真後悔沒早一點來看牠。

「不要急，等我開窗戶。」

沒想到小燕居然認出我的聲音，安靜的讓我把牠放在手掌心。

我把手伸出窗外，目送小燕張開翅膀飛向藍天。

小燕自由了！是天使救活這隻小燕的。

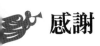

感謝

　　她是一個小學三年級的小女孩，第一次遇見她是在板橋場的天使之愛～連結麥可和夏彌爾大天使。她的媽媽拉著她的小手來到我面前，很有禮貌的說：

　　「謝謝老師讓小女兒免費參加天使之愛，自從她知道我要來參加天使之愛之後，就一直吵著要跟我來。」

　　小女孩在會場非常專注，不懂的地方還會提問。當召喚天使來為大家療癒的時候，她興奮的叫著：

　　「我看到天使了！我看到天使了……」

　　「教室裡有好多光，有白色、金色、粉紅色、藍色、紫色……」

　　「噓～安靜點。」她的媽媽很尷尬，一直叫她不要出聲。

　　會後她媽媽告訴我，這小女孩平常好動坐不住，今天竟然能坐三個小時讓她感到非常驚訝。

　　一週後，小女孩的媽媽跟我分享小女孩的轉變。原本作文只寫三行的她，回去竟然寫了一篇長達兩張稿紙的作

文，自己命題為「遇見天使」，文章寫得洋洋灑灑讓老師稱讚不已。

原本孤單沒朋友的她，現在把天使當成好朋友。害怕的時候，召喚麥可大天使賜給她勇氣；心情不好的時候，找夏彌爾大天使傾吐心事。

有一次他們家的鸚鵡不見了，找了一整天都沒找著，小女孩提議全家人一起請求夏彌爾大天使幫忙尋找；沒多久鸚鵡竟然自己飛回來了。

這次小女孩又跟媽媽來參加天使之愛～連結麥達昶大天使。活動中我留意到她對「新世紀小孩的特質」非常感興趣，一邊聽一邊點頭，很有共鳴的樣子。

會後她拉著媽媽的手，來到我面前。

「老師，我知道我是誰，我是新世紀小孩。」

她的媽媽眼眶溼潤，一再向我致謝。

「我終於明白我的小孩不是不合群，也不是搗蛋鬼；她是珍貴的新世紀小孩。」

「現在我比較知道如何對待她。謝謝老師，謝謝老師。」

噢，要道謝的人豈僅是小女孩的母親，我的內心也充滿無限感恩。

感謝小女孩讓我看見全然的信心。

感謝小女孩讓我看見我生命藍圖裡，有一大片拼圖是屬於關懷新世紀小孩。

　　感謝天使把小女孩帶到我面前，讓我體會到我現在在做的工作非常有意義。

　　感謝，無限的感謝……

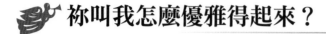# 祢叫我怎麼優雅得起來？

在帶天使靈氣工作坊前幾天我會體驗到自己正代該團體做清理，處理一些不是自己的病痛或狀況。在那麼多場次當中有一個經歷讓我難以忘懷。

那天我跟好友阿旋一起去 SPA 游泳池，做完水療之後脫下泳裝正準備沖澡，突然感覺一陣酸麻從脊椎竄上腦幹，眼前瞬間一片漆黑，額頭冒冷汗，肩頸緊繃到手舉不起來，沒有辦法穿衣服。

我感覺天旋地轉快要昏倒了，但一直用意志力撐著，總不能叫我全身光溜溜一絲不掛被急救吧。為了安全起見我用手肘推開浴室的鎖，坐在地上深呼吸，不斷祈請天使療癒我。

坐在地上接收天使靈氣大約十分鐘，我感覺手可以動了趕緊穿上衣服，誰知還來不及穿上裙子就想拉肚子，順手將大浴巾圍在腰際就直奔廁所，在廁所又吐又拉。可怕的是第二波脊椎酸麻又來了，症狀比第一次更猛，直覺這次我恐怕撐不過，果真下一秒就昏倒了。

「清華姊你醒醒啊，清華姊……」
耳畔依稀聽到有人在叫我，但是我的意識卻不想醒

來，我想沈浸在昏倒那一刻進入的深邃靜謐中。

「清華姊你醒醒啊，醒醒啊……」
感覺有人在按壓我的人中，有人不停在搖我的手臂。

終於我張開沉重的眼皮，看到自己倒在廁所門外的走廊，阿旋和好多人圍著我。
「我怎麼會在這裡？你們找人敲開廁所的鎖？」我記得在昏倒之前我沒有打開廁所的門鎖。

「門沒有鎖，姊你是從廁所裡摔出來的。你看你的手臂都摔流血了。」阿旋邊說邊扶我站起來。

我很篤定自己進廁所時有鎖門，怎麼會變成門沒上鎖？想來想去，整個不舒服的過程天使都與我同在，最合理的解釋就是～天使幫我開鎖的。

隔天到台北帶天使靈氣3&4階工作坊，偉伶談到她前一天中午人非常不舒服，她所說的症狀和時間點都與我的經歷相符，那麼前一天的境遇可能是在代偉伶做清理嘍。如果是這樣偉伶的病情似乎不妙，而且她的意識還想沉浸在如死亡般的寧靜中呢。
隔幾週之後偉伶告訴我她的癌細胞已經擴散到脊椎，手沒辦法拿東西了，我聽了很難過，也證實那天在SPA游泳

池是在代她做清理，為工作坊做事先的能量準備。

前幾天在大師階工作坊上我舉這個例子自我調侃。

「這段經歷實在太難受了，我無法做到課本所寫的～懷著愛，優雅的讓清理能量流過自己。」

「我差一點全身光溜溜一絲不掛的被急救，怎麼優雅得起來啊？」

「呵呵呵……」學員都笑了。

有靈視力且能接收訊息的綺綺即時為我傳了一個訊息。

「Michael 大天使說～所有來到你面前的一切都是你所能承受的。這句話是你自己說過的。」

沒錯，我確實說過這句話。Michael 大天使用我說過的話回應這件事，我無話可說，心裡卻暗暗的發牢騷。

「Michael 大天使，祢又沒有當過人，怎麼知道我能承受多少呀？」

「這件事對我而言明明就是很難堪，祢叫我怎麼優雅得起來？」

最好的「補心」工具

一早醒來看到以前找過我的個案 QQ 在夜裡 Line 我六則訊息，大多是宣洩情緒的內容，最後一則寫著：

「我好想去找你，可是教會的牧師禁止我們這樣做。」

我能理解教會的牧師／神父為何禁止教友尋求其他管道的協助，所以對這個禁止令並沒有任何的評論，倒是比較關心個案 QQ。

QQ 是一名國中老師，長得蠻漂亮的，可是不愛打扮，外表給人的感覺就像修道院的修女一樣樸實謙恭有禮。

她第一次找我是因為一隻鸚鵡洩漏了先生外遇的秘密。她早就懷疑先生和她的經絡按摩師有不尋常的關係，但是苦無證據。

有一天她聽見按摩師家的鸚鵡不停叫她老公的名字，而且這隻鸚鵡的腔調跟她家的鸚鵡簡直一模一樣，這才發現老公買回家的東西按摩師家都有一份。

QQ 難掩被老公和女友背叛的傷心和氣憤，情緒幾近崩潰。

我為她傳送天使靈氣釋放她的情緒之後，她問我：

「我可以跟老公攤牌嗎？攤牌之後他會不會索性離開我？」

我秉持不幫個案做決定的原則請她自己做決定。她思考了一下說：

「聖經提到～愛是凡事包容，凡事相信，凡事忍耐。」

「我決定把這個秘密吞下肚，並且對先生更加溫柔體貼，把他的心拉回來。」

事隔半年 QQ 第二次來找我，這次是她偷看老公手機，照片洩漏了老公帶按摩師一起出國旅遊的秘密。

QQ 又崩潰一次，為她傳完靈氣，她心平氣和說這次她選擇攤牌，希望三個人好好談一談做個了斷。在談判之前她想問天使老公比較愛誰？老公最後會選擇跟誰在一起？

我問 QQ 難道她心裡沒有譜？QQ 這才說出她跟老公雖是眾所皆知的夫妻，生活在一起十幾年了，但對方始終不肯去登記結婚；他偶爾買日用品回來，但從來不曾給她生活費，也不願意她有小孩。

我很理性的告訴QQ：

「現在的重點不是任由這個男人要挑選哪個女人。」

「是妳必需要審慎評估要不要再跟這個男人在一起？他值得妳一再為他付出嗎？」

「我敢說這個男人不會做單一選擇，他會說～我兩個都要。」

QQ 回去後告訴我三人談判的結果，男人果真「兩個都要」；所以他們決定三人行，時間已經平均分配好了。

哦，感情這檔事「愛著較慘死」（台語：因深愛一個人，無論對方對他多壞都能概括承受。），我只有祝她幸福嘍。

這次 QQ 夜裡 Line 我是因為男人不遵守規定，明明是她的時間卻偷跑到按摩師那裡。

看吧！這齣戲不知道還要上映多久？直到有一天女主角醒悟「我受夠了，我痛定思痛要從裡面走出來。」戲才會落幕，否則就沒完沒了演下去。

坦白說我不喜歡受理個案的感情問題，很想請他們另找他人諮詢。

是我冷血沒有同理心嗎？不！是我太溫暖了，才會讓個案在非諮詢時間仍向我傾吐而沒有付費。如果他們願意把旁觀者的話聽進來倒也罷，絕大多數都是來倒垃圾和取暖的，真正願意改變的少之又少，我寧願把時間和精力花在其他的議題上。

曾經想過：我這麼不喜歡聽叨叨絮絮的感情故事，難道我就沒有感情困擾嗎？

回想學天使靈氣以來，我天天沐浴在天使無條件的愛中，無形中變得越來越可愛。我付出但無所求，關心卻不干涉，甜蜜而不粘膩，先生在這種頻率共振之下也在改變，因此兩人的關係越老越好。

　　我發現感情出問題大多來自內在有一個「空洞」沒被滿足、沒被愛得夠，一旦這個空洞被愛填滿，他的心就安定不再往外追求；而這「補心」最好的工具就是～天使靈氣。

　　我很幸慶在我有生之年能夠遇到這個最好的「補心」工具。

　　我的心天天被天使的愛填得滿滿的，內在彷彿有一口活泉不斷湧出活水來滋養自己、圓滿自己。

　　我好幸福哦。

我不再害怕了

　　小時候我常被鬼壓床，因此不敢獨睡。長大了也一樣，不管國內外旅遊我都要找人同行，不得已非要一個人在外過夜時，我寧可住背包客棧忍受人員進進出出的吵雜，也不敢單獨住宿。

　　退休之後搬到鄉下，偌大的四層樓只有我和先生兩個人住，先生知道我膽子小，每回到台北看婆婆都漏夜趕回來。有一次我請他在台北多住幾天，不要當天來回太辛苦了。

　　先生不可置信的問我：「你敢一個人在家過夜？」

　　我回他：「當然敢，Michael 大天使會保護我，你放心在媽那裡多住幾天吧。」

　　「你確定？」先生仍然懷疑。
　　「確定！」

　　先生在婆家過夜的第一個晚上，我早早把門窗關好，在房間看完一部電影正準備睡覺的時候，突然聽到房裡有另一個人的呼吸聲，而且呼吸裡夾雜著一股男人的氣味。

　　這股氣味有點熟悉，到底呼吸聲從哪發出來？我打開

更衣室裡面並沒有人；浴室也一樣；把每一個樓層再檢查一遍，呼吸聲就在寢室，可是寢室裡明明沒有其他人啊。

仔細聽這呼吸聲，它似乎是從另外一個時空傳來的。我心裡有點毛毛的，趕快祈請 Michael 大天使來保護我，並且請祂為我切除負面乙太管的連結。但這呼吸聲並沒有因為 Michael 大天使而不見，它一直在房裡迴盪。

我緊張到全身每一根神經都緊繃著，這時手機鈴聲突然響起，是彤鈞打來的，我像遇到救星似的告訴她家裡的情況，她聽了笑著說：「那是妳先生在想妳啦！」

哇，一語驚醒夢中人哪！仔細嗅聞，果真是我先生的氣味沒錯，怪不得一開始我就覺得它有點熟悉；怪不得 Michael 大天使沒有斬斷這個連結，它根本不是負面乙太管嘛。

我躺在床上看天花板上有一個深藍色的光球，那是 Michael 大天使的臨在。我在 Michael 大天使的守護之下安心的進入夢鄉，而那熟悉的呼吸聲也陪伴我到天亮。

這個特別的經驗打開了我的限制，從此我不再害怕獨睡。我可以一個人去旅行，一個人單獨在外住宿，我知道無論我去到哪 Michael 大天使都會與我同行。我已經聘請了世界上最強的保鏢保護我，怕什麼！

有一次先生轉述他與婆婆的對話。

婆婆問：「你回來台北，清華自己一個人在鄉下不會怕嗎？」

　　先生回答：「伊有 Michael 保護，未驚啦。」

　　我糾正先生：「是 Michael 大天使，不是 Michael 啦，不然媽還以為 Michael 是我的什麼人啊。」

　　「噗哧！」先生笑了馬上改口。

　　「是是是，是偉大的 Michael 大天使，有祂的保護妳就不再害怕了。」

我是人，不是天使！

有一次工作坊完畢，我正在收拾教材和聖壇物品，一位學員當眾大聲問我：

「老師，你帶工作坊一個月有多少收入？」

還沒等我回答，她自言自語：

「我還是繼續當我的法師好了，天使靈氣是自我療癒的工具，但是它不會讓人賺大錢。」

這一位直白的學員她專營泰國的法事和降頭術，初次見面就不諱言跟大家介紹她的服務項目有起死回生轉運法、招財納福、愛情和合、招桃花和斬桃花等各種降頭術。她把自己說得非常厲害，可是她的臉色卻黯淡無光，看起來很累很累的樣子。

第一天工作坊我看她幾乎都在打瞌睡，第二天我們都要進行清理、點化了她人還沒到，打電話給她才知她還沒睡醒，即使來到課堂上也忍不住睡著了。看她這麼疲憊，我終於明白為什麼在開課前我也是這樣昏睡了好幾天，當時我還以為我病了呢。

收拾好東西，我跟大家一起搭電梯下樓，在大樓門口

跟這位學員有短暫的交談。她告訴我現在要去接洽一筆生意，有一個保險業主管找她做法術提升團隊業績，給她的酬勞是整組業績獎金的二分之一。

「做了法術就可以讓整組業績上升？」我有點不敢置信。

「當然可以！」她瞪大眼睛看我，彷彿我問了一個愚笨的問題。然後搭計程車離去。

我推著行李箱走進捷運地下街要轉乘高鐵回雲林。假日尖鋒時段的人潮如海浪般一波一波湧過來，在茫茫人海中我有一種想哭的感覺。突然一個憤怒的大浪向我襲來，把我吞噬淹沒；我在憤怒之海中飄浮，全身失去了重量。

好不容易飄進車廂，找到自己的座位坐定之後，我緩緩的做幾次深呼吸，召喚了我的守護天使。

「Michael 大天使，我已精疲力竭，今後我不想在工作坊之前代學員做清理了。我的老師和同學偶爾才經歷《工作坊前的能量準備》，為什麼我要屢次都經歷？只因我是來自天使王國的靈魂，就要像天使一樣無條件為人服務嗎？」

「我抗議！我是人，不是天使。天使沒有肉身，不會有身體的覺受；我是血肉之軀，我的身體會疼痛、會酸

麻、會昏倒、會流血、會全身乏力、會感知到任何不舒服。而且我的痛覺超敏銳，絲毫的痛感我都能清清楚楚感受到；我沒有辦法像天使一樣沒感覺。」

「以這次工作坊為例，天使能體會我昏睡四、五天，全身虛軟沒力氣的滋味？祢們一心想要為法師學員調頻，卻要我因此耽擱四、五天的時間無法做任何事，身體承受極大的不舒服和擔憂，我忍不住要問：這樣對我仁慈嗎？施與受的能量會平衡嗎？」

「或許我這麼說顯得我很沒愛心，那又怎樣！至少現在我懂得愛自己，不像過去處處把別人擺在首位，委屈自己當一個耐操、耐勞、耐用的超人。」

「我不要讓自己再受苦了！我已經體驗夠『犧牲奉獻的慈悲』，現在我要體驗『利人利己的慈悲』。或許這一切磨難從頭到尾就是一場考驗，如果我不要逆來順受忍耐那麼久；如果我早一點捍衛主權保護自己；說不定我早就過關了。」

「因此我現在要慎重向天使王國宣稱：我 Angela Chou 基於愛自己，我的身體不再代學員做任何清理；清理的工作交給天使就好。如果此事行不通，我只好忍痛不帶天使靈氣工作坊。」

「我非常愛天使靈氣，並且以傳講天使靈氣為榮。可是『我是人，不是天使』，請體諒我站在人性的立場選擇善待自己；用身體代學員做清理對我而言太痛苦了，我承受不起。」

我聲淚俱下，顧不了車廂裡還有旁人，豆大的淚珠一顆顆順著臉頰滾下來，滴落在嘴角、胸膛和地上。不捨之情從靈魂深處一絲絲的被抽出來，散布在整列夜快車上，與窗外的星空織出一幅暗藍的悲哀。

我累了，倦了，眼皮慢慢的低垂，在閤上雙眼那一刻我被一股暖流包覆，如襁褓中的嬰兒般很有安全感的進入夢鄉。

「Angela……下車。」

在睡夢中似乎聽見有人在叫我，我張開一線眼皮感覺列車仍在前進，然後又閤上雙眼。

「Angela 快下車，雲林站到了。」

聽到「雲林」我立刻跳起來，看到窗外月台上果真寫著「雲林」兩個字，趕緊推著行李箱往車門衝。就在我踏上月台那一刻車門關了。

呼！差點坐過站，我站在原地定神喘息。這時看見斜方的地上映著一個天使光球，我像明星一樣站在天使的聚

光燈裡。

　　我往月台出口慢慢前進，天使聚光燈也如影隨行。最後我走出雲林高鐵站，先生就在出口處等我。

　　「再見嘍～天使。」

　　「請記得我是人，不是天使哦。」

真正的師者做他自己

　　我大半輩子工作職稱都是「老師」，時間久了好像真的被貼標籤似的，不管去菜市場買菜、去服飾店買衣服、旅遊、搭計程車……熟識或不熟識的人一猜就知道我是個老師。

　　老實說聽到人家稱呼我老師心裡五味雜陳，分不清是高興還是悲哀。高興的是至少我還有一點文氣，悲哀的是我個人覺得老師比較愛講道理，我不喜歡這樣的形象。

　　沒料到數十年的標籤竟然被一個年輕小伙子給撕下來。

　　這個小伙子是在台南場天使之愛分享會遇見的，我對他印象深刻。那天他穿著沙灘短褲和夾腳拖進場，靜靜坐在前排，一副很酷的樣子。在活動中他抽到一張療癒券，於是我跟他互加 Line 方便日後聯絡和視訊。

　　小伙子回去之後經常用 Line 問我有關身心靈的問題，卻始終沒有預約療癒時間；直到療癒券期限快到的前兩天他才預約。

　　做完諮詢療癒後他對我說：

　　「嘿，我看你外表不怎麼樣，沒想到《烏矸仔貯豆油》（台語：深藏不露），還真有料耶！」

蛤？明明是讚美，可我怎麼一點都沒有聽到好話的喜悅？畢竟被一個比我女兒年紀還小的小伙子如此評論有點不是滋味。

　　「你看起來一點也不像身心靈老師。」他語不驚人誓不休。

　　「哦，怎麼說呢？」我想聽聽他的說法。

　　「第一，你沒有行頭。身心靈老師大都注重外表的形象，他們穿白色的衣服，長髮飄逸，脖子上佩戴法器和項鏈，戴手環或水晶鏈，你什麼都沒有。」

　　「第二，你沒有派頭。身心靈老師外表看起來大都高深莫測，冷冷的，給人有一種神秘的距離感，哪像你這麼親切，給人感覺就像鄰家的大媽。」

　　「第三，你沒有噱頭。我看其他身心靈老師都會在 FB、粉專、YouTube 網站貼文或做直播，你什麼也沒有經營，這是怎樣啊？」

　　這小伙子說話雖然直白但觀察挺入微的，一時間我不知道要說些什麼。他不是說身心靈老師要有神秘的距離感嗎，於是我淡淡的回他：

　　「謝謝你的看見。」

　　「每個人都做他自己吧。」

跟小伙子視訊完我沈思了許久。他說得沒錯，我是沒有行頭，帶工作坊時我沒佩戴一件飾品，年紀越長越喜歡簡單，戴項鍊手環叮叮咚咚的感覺很累贅。在服裝方面我覺得簡約得體就好，誰規定身心靈老師一定要穿白色的衣服？記得三十幾歲時我受聘擔任幼兒園園長，那時擔心自己太年輕無法讓家長信服，只好燙頭髮，穿改良式旗袍，想盡辦法把自己裝扮老成一點。現在我已經不需要靠裝扮讓人信服，我的年齡和人生閱歷就是最好的裝扮啊。

　　是的，我也沒有派頭，一點威嚴感也沒有，待人始終都是隨和的模樣。但我不覺得這樣有什麼不好，反倒覺得這是老天送給我的禮物，直接縮短我與他人之間的距離，讓人願意信任我，對我敞開心門，這是從事服務工作者很需要的能力。我感謝老天送給我「親和力」這個強大的禮物。

　　但是我必須承認我非常不會行銷自己，從來沒有經營網路平台讓人知道我在做什麼。這些年我愈活出自己愈寧靜無語，很像一口鐘，有人提問敲擊它，它才發出應答；在沒人撞鐘之前，我看一切都很好，都在他們的旅程當中，於是就安靜的在那兒。

　　我明白這種淡泊無所作為的心態無法推廣天使靈氣，只能跟少數有緣人分享而已。於是我把小伙子評論我「三

沒有」的事情告訴天使，請天使指引我如何做改變。可是等了很久一直收不到訊息，只感覺整個人暖烘烘的。

「天使，我收不到祢一長串的訊息，請給我一句話就好。」

沒多久，我的心透過嘴巴一字一字說出：「真正的師者～做他自己。」

「天使的意思是叫我做自己就好，不要跟別人比較？」我對天使的回答不滿意。

「請天使對我有一點要求好嗎？不要這樣寵我，我會沒有成長的；請具體告訴我如何做改變。」

我仍然收不到天使的訊息，只好一再咀嚼天使的話。

「真正的師者做他自己？……」

「真正的師者做他自己。……」

我明白了！天使從來不會要求人做什麼，祂們鼓勵人去創造各種可能性，發揮無限的潛能。我要成為怎樣的師者由我自己決定，沒有人可以定義我。

「我會找到符合我性情的方式推廣天使靈氣的。」我對自己有信心。

喚醒塵封已久的夢想

　　看完「如蝶翩翩」這部韓劇我一夜難眠，靜靜坐在窗前凝視靜夜星空，任由感動自由流淌。

　　「如蝶翩翩」講述一位七十歲老人年輕時為了養家餬口從沒做過自己想做的事情，在得知自己患了阿茲海默症之後，決定在記憶還沒完全遺忘的時候挑戰一直埋藏在他心底的夢想～ 跳「天鵝湖」芭蕾。教他芭蕾的是一位夢想成為芭蕾舞者的廿三歲少年，兩人在艱困的現實中相互扶持，一起朝夢想的方向前行。

　　我對老人和少年在舞台上跳「天鵝湖」這一幕印象深刻。老人在燈光下跳著跳著又遺失了記憶，他想不起任何一個動作，愣愣的站在舞台上。少年一邊跳一邊用眼神鼓勵他「你可以的，你的身體一定記得。」，老人看著少年，逐漸想起他平日的練習，於是與少年完美的舞出他人生唯一一場芭蕾。

　　老人和少年這場演出實在太令人感動了，他們舞出的不是技巧，而是對芭蕾的真心和生命的力量。尤其他們的眼神散發著堅定、幸福的神采，讓人看一眼就無法忘懷。

我對這種幸福的感覺很熟悉，經常在先生專注玩樂器的時候看到它。

　　先生從高中開始玩樂器，他有點天份，沒學過的樂器只要摸索幾次就會了。學生時代他是全省音樂比賽的常勝軍，可是踏入社會後為生活打拚就再也沒玩樂器了。

　　前幾年先生還在職場的時候，常聽他提及以前跟他一起參加音樂比賽的某某人現在是台北市立國樂團的指揮；某某人是二胡首席；某某人是音樂教授⋯⋯言談之中流露著欽羨，令人不勝唏噓。

　　現在先生退休了，當然一頭栽進音樂裡。每天早上一醒來就聽音樂，早餐後開始找樂曲、編譜、練習曲子。午覺醒來繼續其他樂器的練習、錄製視頻、播放聆聽。晚餐後開始家庭音樂會，不同樂器、不同曲風的演奏一首接一首迴盪在客廳⋯⋯周而復始，樂此不疲。

　　我常在旁靜靜欣賞他演奏，那專注的神情，和臉上洋溢著滿足的幸福感讓人好生羨慕。我們倆生活在同一個屋簷下，使用的是相同的物質資源，怎麼他過得比我幸福啊？原因很簡單，他每天都做自己喜歡的事。

　　「如蝶翩翩」中有一段對白：
　　「你做什麼事會感到最幸福？去找到這件事吧！你就會知道你的夢想是什麼。」

我也想為自己任性一次，義無返顧的去做讓我感到最幸福的事，但這件事是什麼呢？

　　我喜歡傍晚在田野散步，看夕陽西下晚霞滿天，或是山在虛無縹緲間，美得像一幅山水畫，這種清淨閒適的感覺讓我覺得很幸福。可是這種幸福很短暫。

　　旅行？年輕的時候我喜歡旅行，很想到世界各地去走走看看。可是這是年輕時的愛好，現在我反而喜歡安定。

　　畫畫？畫畫的時候我全神貫注，完全忘了時間的存在；完成作品時很有成就感。可是我對畫畫並沒有熱情，只是能靜下心來畫而已。

　　「我的心啊，到底做什麼會讓你感到最幸福呢？」

　　「成為天使的親善大使，積極去推廣天使靈氣並分享天使之愛。」內心發出這樣的聲音。

　　天啊！這聲音讓我的眼睛瞬間發亮，心臟撲通撲通跳得好快，這是我心嚮往的沒錯。

　　「天使王國的眾天使啊，我很樂意成為天使的親善大使，積極推廣天使靈氣和分享天使之愛。」

　　「我不會行銷，但我是一個很棒、很純粹的天使靈氣傳講管道。招生的事就交給天使，請祢們負責把人帶到我這裡來好嗎？」

我保持靜默等待天使的回應。

　　「啪～啪～啪～啪啪啪！」突然天花板六個燈炮依序發出聲響，節奏快速俐落，鏗鏘有力。

　　「是 Michael 大天使嗎？或者還有其他天使？」

　　平常 Michael 大天使跟我打招呼的方式是讓燈炮發出一聲響，今天怎麼連發六聲？

　　話才說完，感覺一股溫熱的能量直襲心輪；眼前冒出一朵朵像煙火般的光，此起彼落，漂亮極了。是不是天使們已經答應我的請求了？

　　「天使啊，我都已經六十幾歲了，趁現在我還有體能，還可以行走，還能清楚表達的時候，請多多給我傳講的機會。我在這裡，請差遣我。」我再次向天使祈求，深怕虛擲後半輩子。

　　耶，我終於找到讓我感到最幸福的事了！沒想到追劇也能喚醒塵封已久的夢想。

我與我的隱形朋友們

　　從帶天使靈氣工作坊那一年開始，沒由來的，我就覺得我會寫兩本書～一本天使靈氣，另一本跟天使有關。這是一種直覺，無據可考；既然是直覺，我能逃就逃，不想做燒腦的事。

　　2020 年我做了一個催眠，催眠師問我：「五年後的你在做什麼？」，我竟然看到我出了兩本書。當時真被嚇到了！怎麼跟我一直在逃避的直覺相符合，我還能逃多久呢？

　　2021 年初，內心一直有個聲音催促我寫作。我愈不想理它就愈催促，逼得我不得不試著寫第一篇心情日記「我沒有離開你」。寫的過程修改再修改，就是沒辦法用文字表達對 Michael 大天使的感激。好不容易寫完了，要念給 Michael 大天使聽寫得如何，Michael 大天使卻說不必。

　　「是我寫得不好？」
　　Michael 大天使回應：NO。

　　「是祢很忙，現在沒空聽？」
　　Michael 大天使再次回應：NO。

　　「那是什麼原因？……」我絞盡腦汁就是想不出來。

管它！天馬行空亂猜：

「祢看過這本書，在《未來》它已經出版了？」

沒想到 Michael 大天使竟然回答：Yes。

天哪，怎麼會這樣！如果這本書在「未來」已經出版，現在我不寫作，未來怎麼會有這本書？我是一個負責任的人，不想因為一己的怠惰而破壞天使王國的計劃；既然被託負寫作之責，還是乖乖的寫吧，早完成早輕鬆。

我努力的寫，可是進度很慢。好不容易寫到心情日記這個單元，本以為寫日記很容易，寫了之後才發現敘事容易抒情難，我詞窮，沒辦法用文字表達自己的情感。眼看寫作進度如烏龜在爬，我心急如焚，好幾次想就此做罷。但我似乎已經被推上產台，眼看嬰兒的頭都露出來了，身為產婦的我，怎能不加把勁把他生出來？

有一天晚上，我的文字又陷入膠著狀態，像狗咬尾巴一樣在原地轉。書桌前的檯燈「啪！」一聲，我知道Michael 大天使來了。

「Michael 大天使，我寫不出來怎麼辦？再這樣下去八月初根本無法完稿的。」

Michael 大天使回應我：「不要急，你可以的。」

這就是天使，明明我都火燒屁股了，祂還如此從容。

「Michael 大天使，如果這本書在《未來》已經完成，那麼祢可將裡面的文字灌注給《現在的我》，讓我早一點把書完成。可以這樣做嗎？」我突發異想。

Michael 大天使並沒有回應我，感覺祂已經不在我身邊了。我不在意，反正 Michael 大天使向來都是來無影去無蹤。

當我躺在床上準備睡覺的時候，桌上的檯燈再次發出聲響「啪！」。
「是 Michael 大天使回來了？」
「祢是來自光的天使國度的 Michael 大天使嗎？」
Yes，我感覺到熟悉的頻率。

「Michael 大天使，如果祢要為我灌注書的文字，請便。我睏了，在睡前先跟祢說聲謝謝嘍，晚安。」
說完我感覺頭熱熱漲漲的，不久就睡著了。

隔天寫這篇日記的時候感覺很順，一氣呵成。希望後面要寫的人物專訪也這麼順暢，我就能如期完稿了。

想起來真好笑，我請 Michael 大天使為我灌注文字這件事，不就像大雄吵著哆啦 A 夢要道具的橋段？哆啦 A 夢跟大雄是哥倆好一對寶，無論大雄發生什麼事，哆啦 A 夢都

會拿出道具為他解決問題。

　　我跟天使的關係也像哆啦 A 夢和大雄，區別是哆啦 A 夢有形體，大雄看得到他；天使沒有形體，我看不到祂們。不過雖然我看不到天使，但卻可以感覺到這些隱形朋友的存在，不管我碰到什麼事，只要召喚祂們，祂們就像哆啦 A 夢幫助大雄一樣，讓我的問題迎刃而解。

　　我很感恩這些隱形朋友，祂們對我的愛勝過世上其他形式的愛。我珍惜祂們與我同在的幸福日子。

參

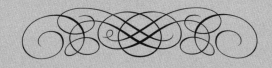

感謝天使的服務與愛

人物專訪

白衣天使的心靈加油站

　　在基隆長庚醫院有一個秘密「心靈加油站」，它沒有對外開放，但大多數的護理人員都知道：心累了、身疲了、情緒需要一個出口時，就到加油站來坐一會聊一下，心情會豁然開朗充滿正能量。哪怕加油站主人有時沒空招呼，只要靜靜在那兒坐一會沉澱一下，也會覺得很放鬆。

　　這個心靈加油站隱藏在醫院「肝病中心」的辦公室內，站主是負責此中心行政業務的資深護理師～盧德珮。

　　一頭俏麗的中短捲髮，配上文青的黑框眼鏡是德珮長年的標誌，無論走到哪很容易認出她來。她上班時穿著白色的制服，下班後卻喜歡穿黑色的「哈利波特」裝，背著黑色的大包包，踩著黑色的帆布鞋，看起來像個小魔女似的，非常有型。

「請問德珮，當初這個《心靈加油站》是怎麼形成的？」

　　自從學了天使靈氣之後，只要同事到我辦公室來談到他們心情不好或哪裡不舒服，我就會為他們傳送天使靈氣。

　　有一次，我為一位長期失眠的同事傳送天使靈氣。我先召喚 Michael 大天使為他切斷負面能量乙太管的連結，再

召喚完美天使來療癒；沒想到這位同事竟然看到 Michael 大天使拿著一把光劍在切斷能量管。療癒完他覺得很舒服，失眠的狀況也好了，因此對天使靈氣嘖嘖稱奇。

這位同事向來熱心，人脈也很廣，只要知道哪位同事身體不舒服或心情不好，就推薦他來找我，因此有愈來愈多人到辦公室來找我傳送天使靈氣。

醫護人員一上班就馬不停蹄的，沒有個人休息時間。後來我做了些改變，讓同事在辦公室傾吐一下心事就好，回家後我再為他們遠距傳送靈氣。這個模式運作一段時間之後，我發現他們光到辦公室來聊天心情就會好起來，不舒服的症狀也會紓解，根本不需要再傳送靈氣。

同事們都說我的辦公室有一股神奇的療癒力，只要來到我的辦公室無形中就被療癒了。就連民眾到「肝病中心」來諮詢，也會不知不覺對我述說他們所承受的壓力，有的還邊說邊掉眼淚，但抒發完大家都高高興興走出「肝病中心」。

因此同事們私下把「肝病中心」改口為「心靈加油站」。

「是什麼因素讓妳的辦公室具有神奇的療癒力呢？」

剛開始我不明白，後來慢慢才知道是我經常在辦公室做「奉獻空間」，無形中讓整個空間充滿了天使的頻率和療癒。

另外一個原因是我每天用天使靈氣自我療癒，無形中我已經成為一種頻率，一種讓人感到放鬆、安心、信任的頻率。

　　以前我沒有這種頻率，我很在乎別人的看法。如果我離開辦公室一下下，同事對我說：「我剛才找你，你不在。」，我就覺得他在質疑我工作不認真，因此感到受傷或生氣。

　　以往我想用工作來獲得別人的認同和肯定，每天一定把辦公室整理得非常乾淨，讓人對我留下好印象。在工作上我要求自己做到盡善盡美的地步，不能有絲毫的差錯，因此給自己很大的壓力。但是我寧願吸收壓力，也不允許自己有任何鬆懈。

　　學了天使靈氣之後我改變了。現在我肯定自我價值，明白無論我是一個怎樣的人，宇宙都支持我，天使也都愛我，我不需要證明自己，也不需要在乎別人的眼光，我只要做我自己就可以了。或許正因為我身上散發著放鬆、接納自己的頻率，人們才會無所保留的向我傾吐心事吧。

　　我很高興能為同事提供目前的服務，畢竟醫護人員的壓力大，需要有一個放鬆、紓解壓力的管道，我願意成為這個「管道」。

　　後來我也經常做手工皂、手工蠟燭、手飾品送給同事。我依據同事的需要為他們量身訂做不同的手作品。例如：我覺得某某同事需要放鬆，我就為他做手工皂和蠟

燭，裡面添加了放鬆的精油和草本植物。我覺得某某同事需要水晶能量的支持，我就為他串一條水晶手鍊。我一邊做一邊把祝福灌進物品裡，做完時我告訴天使：「這是要送給某某人的，請將它調頻到天使級的振動。」

每個人都有他獨特的服務方式。

「為人加油打氣」

「用手作品祝福人」

是我的服務方式，也是我讓世界變美麗的方法。

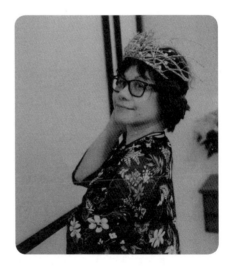

受訪者：盧德珮

我找到我的人生使命

　　楊芬紛是一位教神像畫的老師。她給人第一個印象是～眼睛很大，眼神裡閃爍著與她年齡不相吻合的純真和稚氣。她的個性大咧咧的，不拘小節，甚至有點小迷糊，與人互動時總慢個兩三拍才有反應，所以有一個可愛的綽號叫「慢三拍」。

　　她教神像畫的年資並不長，但是有自己一套獨特的教學方法，即使是初學者，單堂課就能畫出一幅莊嚴或Q版的神像畫，所以慕名來的學生非常多。

　　我今天來到她的畫室也是來跟她學畫的。之前曾跟她學過畫觀世音菩薩、阿彌陀佛、送子觀音、地藏王菩薩，今天來畫藥師如來佛。

　　在休息時間，芬紛提及當初教畫畫純粹是一種興趣分享，從沒想過有一天會成為她的職志；是學天使靈氣之後，她才逐漸意識到畫神像和教神像畫是她的人生使命。

芬紛敘述了她的成長故事。

　　我喜歡一個人靜靜的在畫室畫畫，享受畫佛菩薩的寧靜與安詳。但是只要有學生帶著情緒進畫室，我的情緒也

會跟著起伏不定，破壞了畫室原本寧靜的能量場。這件事帶給我很大的困擾，身為畫畫老師，我不能不讓學生進畫室，可是自己又無法做到不受學生情緒影響，因此常猶豫是否要再繼續教畫畫。

不要看我的個性隨和，不愛計較，我對學生的畫作可是相當要求的。我一次又一次，不厭其煩的指導學生竭盡所能畫出佛菩薩的品質，有時候為了菩薩的一個眼神，或嘴角的一抹神韻，我要求學生修改再修改，如果學生不聽建議或畫不出來，我會跟自己生悶氣，氣到一整天沒用餐也不覺得餓。教神像畫短短一年的時間，我的頭髮已經白了半頭。

有一位學生經常跟我分享天使靈氣，她強烈推薦我上天使靈氣，十分篤定天使靈氣能夠幫助我解決「敏感」的問題，並且讓我生活各方面都能更好。可是我壓根就不覺得自己有這個需要，活了四十幾歲，我從來沒想過要上什麼身心靈課程，對我而言畫佛菩薩就是最好的靜心和修行。

這位學生很熱心，她幫我招了一班畫畫學生，告訴我教畫的收入繳天使靈氣工作坊的學費還有盈餘。在盛情難卻的情況下，我只好勉為其難走進天使靈氣工作坊。

沒想到原本敏感的我，在接受天使王國的清理、點化之後更加敏感了。本來我只對「情緒」敏感，現在連對「環境」也敏感，只要進到一個空間馬上能感知這個場域

的能量狀態，碰到能場不好的空間，我會天旋地轉和嘔吐。

這下慘了！原本情緒敏感的困擾沒有解決，現在又添加了新的問題，真不知道要怎麼辦才好？我很後悔學天使靈氣。

推薦我學天使靈氣的學生很夠意思，她全程陪伴我走這段過程。不管我遇到什麼狀況，她總是很有耐心的為我解惑，為我傳送天使靈氣，協助我面對各種疑難雜症。

天使靈氣老師也給我很大的支持。老師告訴我「敏感」並不是一件壞事，反而是一種獨特的天賦。只要每天持續用天使靈氣自我療癒，終有一天會鍛鍊出強壯的靈性體魄，成為一個「敏銳而不敏感」的人。

為了縮短困擾的時間，我很聽話，每天照老師的叮嚀做一次「奉獻空間」和「自我療癒」，不知不覺跟天使成為好朋友，愈來愈信任祂們。

我不知道自己正一點一滴在變化。

有一天，我安排兩位學生同時一起畫畫。這兩位學生一位是心理諮商師，一位是昔日讓我經常失去清靜心的學生。

課堂上我感覺諮商師有別於往常，似乎無法靜下心來畫畫。課後她對我說：

「以後我要單獨約課。」

「我不要跟其他人一起畫畫，才不會共振到別人的能量，感覺疲憊和不舒服。」

諮商師的一番話，讓我才驚覺到：哇！我已經好久沒受到學生情緒影響了耶。以前在課堂上碰到這種重量級的學生，我的情緒一定會跟著起伏不定，學生回家後我至少會不舒服一個晚上。現在我輕輕鬆鬆的上課，情緒完全沒受到影響，身體也沒感覺到不舒服。

在人際互動上我也進步很多。以前我因為無法克服情緒的敏感，所以一直逃避與人交流。現在我不受別人情緒影響就能敞開心與人交往，交友圈擴大了。而且當我接受自己的「敏感」，不再抗拒它的時候，在人際互動上就能及時做出反應，不再「慢三拍」了。

在教學方面，我不再因為學生達不到水平或不聽建議而生悶氣。我明白每個人都在走自己的過程，每一件畫作都呈現畫者內在的狀況，如果內在沒有改變，無論怎麼修改作品都無法突破。

現在我對學生多了理解和接納，少了要求，所以師生互動良好，畫畫的心情也非常愉悅。很多學生跟我反應，本來心情不好，進到畫室後情緒就穩定下來，感覺非常平靜喜悅。

最令我開心的是～我找到我的人生使命了。以前我的

靈魂好像睡著了，不知道人為何來世間？也不知道自己可以做些什麼？現在我活得很有目標，勇於追求夢想。我去大學進修，學習新知，用各種不同的素材來創作，靈感源源不絕，我每天都做自己喜歡又擅長的事，快樂得像神仙。

「在畫畫、教畫之間，我逐漸勾勒出我的生命藍圖。」

「我知道我的人生使命就是～畫神像畫、教神像畫。」

聽完芬紛的故事，我環視擺放在她畫室裡大大小小的「特優獎」、「首獎」獎杯和獎狀，這些都是她近年來參與國內外佛教文物團體、學會、雜誌等所獲得的肯定。

對於創作不斷的芬紛，我深感佩服，祝福她創作靈感源源不絕。

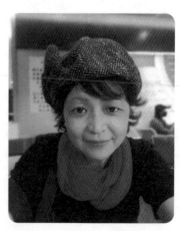

受訪者：楊芬紛

天使祝福我的事業

2020 年至今在新冠病毒的衝擊之下，國內外大多數行業都面臨不景氣的寒冬。而賴美華經營的休閒服飾代工並沒有受到大環境的影響，不僅訂單滿滿，還完成了品牌代理的目標。

我來到美華的工作室，一到門口就被兩旁的植栽所吸引。站在佈滿花草的植栽牆前感覺好舒服哦，它彷彿一道圍牆，為即將進屋的人阻隔了外面世界的紛紛擾擾。

走進工作室，裡面的設計大都以玻璃折射的概念來擴展空間。不管是辦公室、茶水間、洗手間都讓人有為之驚豔的造景設計和擺飾。

問美華怎會有如此巧思和創意？她微笑的說：

「或許是我的守護天使～約菲爾大天使給我的靈感吧。」

（註：約菲爾大天使是美的天使，也是美化環境、淨化空間的風水大師。）

美華娓娓道出她創業的經過。

創業之前我在服飾業工作了二十年，從設計到生產管

理和製作都有相當的專業度，每一季都為公司創造很大的業績收入。然而隨著年齡的增長，我意識到在職位上已經難有突破，我需要做些改變來克服職涯的瓶頸。

在那段期間不知道為什麼有很多人跟我借錢。我向來心軟，只要朋友開口二話不說就把錢借出去，可是借出去的錢都是有去無回。我是一個單親的上班族，借出去的錢若拿不回來，生活其實是有壓力的。

有一次我經濟拮据到不得不向保險公司借保險金來周轉。卻聽朋友轉述欠我錢的人他日子過得比我好太多，經常上館子或餐廳吃飯、到 KTV 唱歌、逛街購物等等。

於是我去跟這個人要錢，他推拖了很久才還我伍仟元，日後再跟他要錢就沒下文了。他說他的手頭也很緊，沒辦法還我錢。

這件事把我整個人都「撼醒」了。我看見歷年來我一直把別人看得比自己重要，處處為別人著想，把別人的事擺在首位，自己的事放在次要。而我這樣做並沒有得到別人相等的對待。

我終於體悟到在這個世界上，如果自己都無法愛自己、照顧自己；又有誰會來愛妳、照顧妳呢？我下定決心，從此刻開始：

「我要對自己好一點。」

「我要創造財富，讓自己過好日子。」

那時我剛上完天使靈氣初階，在一場以「豐盛」為主

題的天使之愛活動中，天使為我們清除了各種阻礙豐盛的因素，包括：前世的誓言和記憶、低自我價值、匱乏感、限制性信念等。

回去之後我不一樣了！低自我價值、匱乏感、限制性的信念逐漸在鬆綁。我問自己：我可以做什麼來創造財富呢？

「是時候該創業了。」心中突然湧現這個念頭。

哇，好令人興奮哦！這正是我心之所望。於是我聽從內在的聲音，毅然決然辭掉工作出來自己創業。

剛開始我靠之前建立的人脈接了一些訂單，然後去找以前跟我合作的工廠，他們覺得過去跟我配合得不錯，所以很挺我，盡心盡力做好我的訂單，讓我後面的接單越來越順利。

經過一年的營運，公司已經需要擴編搬到更大的工作室。然而擴編對公司負責人壓力很大，資金的籌備及營運管理處處都是考驗，對於不可知的未來我感到徬徨、不確定、沒有安全感。

我經常祈請天使賜給我力量，讓我勇敢往前走；我也祈求天使幫助我，讓我的事業一帆風順。

就在搬進新的工作室前三天，監視錄影機意外的錄到好多天使光球在工作室裡迴旋。通常監視錄影機是不可能錄到天使的，為什麼我工作室的錄影機可以錄到天使的畫

面？我覺得這是天使刻意要讓我知道：

「天使來過我的工作室。」

「天使祝福我的事業。」

這個視頻帶給我很大的鼓舞，對於不可知的未來我不再徬徨、沒安全感。我帶著天使的愛與祝福，信心滿滿的往前奔跑。

在為事業打拼的過程中，我覺得天使靈氣帶給我最棒的禮物是「平和的心境」。平和的心境讓我碰到棘手的人事時，能夠冷靜的處理，而有圓滿的結果。碰到需要做重大決策時，能夠以長遠的角度來衡量公司的走向，而做出最佳的判斷。不管面臨怎樣的挫折和困難，我只知道：

「問題來了，解決就對了！」

「問題來了，解決就對了！」

目前公司即將邁入第三個年頭，規模雖然不大，但穩健成長。看到公司代工的產品讓客戶銷售業績迅速成長，是我最大的成就。

未來公司將積極籌劃國外市場和童裝，目前已取得法國一家品牌的授權，除了代工這家品牌的服裝之外，也擁有銷售權；我很開心公司逐漸走向國際化。

這一路走來，我很感謝當初迫使我出來創業的所有人

事，如果沒有他們，我現在可能還是個上班族。當然最感
謝的是天使和我自己。

「天使祝福我的事業。」

「我將天使的祝福化為積極行動才有今日的成果。」

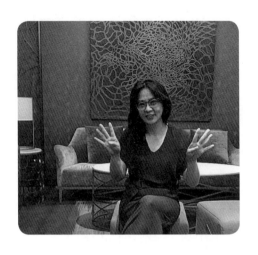

受訪者：賴美華

扑斷手骨顛倒勇

　　台語有一句俚諺：「扑斷手骨顛倒勇」，是指人的手骨斷裂，重生後更加強韌；有愈挫愈勇的意思。吳沛晴就是這號「扑斷手骨顛倒勇」的人物。

　　沛晴很溫暖，也很有影響力，她身上散發著一種大姊的風範，不管誰見到她都喊她一聲「沛晴姊」。她從年輕到現在一直在商場上打滾，經歷過大風大浪、人情冷暖，始終像大樹一樣屹立不搖。沒想到一個親情的傷痛卻把她徹底擊垮，讓她痛不欲生，身體極速的毀壞。

　　再好的醫生也救不了無心想活的人，沛晴如何從死蔭的幽谷走出來？我們來訪問她。

「沛晴姊，妳可以談過去那段心路歷程了嗎？」

　　沒問題，我已經從那個傷痛徹底走出來了；以前不能談，談了就會情緒大崩潰，現在我可以了。

　　我是一個單親媽媽，我先生在孩子很小的時候就過世了，我獨自撫養三個孩子長大。我們的生活雖然不富裕，但孩子們很懂事很貼心，他們是我最大的安慰，也是支撐我奮鬥的動力。

　　六年前我上了一個身心靈課程覺得很好，就把三個孩子

帶到那個團體。我的小兒子跟老師的助理談戀愛了，不知道為什麼這個女孩一直離間我們母子的感情，甚至逼迫我兒子在她和家人之間做一個選擇，有她，就沒有我們；有我們，就沒有她。我兒子最後選擇了她，離開了我們的家庭。

這對於一個母親的打擊有多麼大！辛辛苦苦撫養長大的孩子，竟然為了一個女人離開家庭。我的心好痛好痛，好像有人在我心上插了一把刀，鮮血淋淋，讓我痛不欲生。

我的身體因此急速起變化。每一個淋巴處都硬得像石頭一樣，全身腫脹，脖子也無法扭轉，身上到處都是一粒一粒的氣結，輕輕觸碰一下就像針在扎一樣，沒辦法吃也沒辦法睡。朋友帶我去看醫生，不管西醫或中醫師都直接：
「你的狀況很不好，怎麼到這種地步才來看醫生？」
「建議你去大醫院，我們沒有辦法幫你。」

我沒有去大醫院，也沒有跟兩個孩子說我的身體狀況，我根本不想活了！白天我像行屍走肉一樣照常工作，晚上卻跟那無邊無際的痛楚共枕到天亮。

彤鈞和婕宇很熱心的帶我參加天使靈氣工作坊，可是當時我的心門沒有打開，只是把清理、點化、療癒的過程錄音，回家之後根本沒有自我療癒。

我像個活死人一樣，世界的運作都與我無關。

有一天女兒哭著對我咆哮：
「媽，如果你不想活了，我就去跳樓。」

「我和大哥都這麼乖，這麼愛你，你卻為了小哥而不想活，你叫我們怎麼辦？嗚……嗚……」

我的心好像被鞭子狠狠的抽打一下，痛醒了！這些日子我沉浸在自己的傷痛，竟然無視於這兩個孩子也受傷了，而且他們傷得比我重；我失去的是一個小兒子，而這兩個孩子失去的是他們的手足和媽媽啊。

看到兩個孩子傷心的眼淚，我的心碎了。他們是多麼的愛媽媽，愛都已經滿出來了我卻看不到，苦苦在乎那離開的小兒子。我多麼傷他們的心啊！我還要繼續這樣下去嗎？

我想要振作，可是身體不聽使喚。

有一天晚上我突然想到既然睡不著，那就放上課的錄音跟著老師的引導做療癒吧，沒想到我療癒、療癒著竟然睡著了。天使靈氣讓我終於可以睡了吧，這真是太棒了！從此我緊抓這塊救命浮木不放，每天晚上都把清華姊的聲音當催眠曲，重複播放錄音做清理療癒，睡著了醒來再繼續做；一個晚上睡睡醒醒療癒好幾回。

半年後的某一天，我突然發現心不痛了，身上的氣結也不知不覺不見了，身體輕盈舒暢像重新復活似的。

「天使靈氣不僅把我從死蔭幽谷帶出來，而且天使還送我很多禮物呢！」

在我身體逐漸好起來時，有人向我大兒子推薦一個直

銷事業，我想這孩子從小跟著我吃苦，我一定要在事業上幫助他，於是就跟他一起從事直銷。

　　天使靈氣提升我的能量之後，對我事業的拓展有很大的幫助，無論是推薦人、帶團隊、找店面、開旗艦店……每一件事都很順利，輕輕鬆鬆達到預期的目標。組織運作一年多，我們就有柒千多名會員，而且組織還在快速成長中。

　　我每天工作繁雜瑣碎，面對大大小小的事都能淡定的處理，這是夥伴們非常佩服我的地方。我常常會湧現智慧，甚至有特別的事要發生之前也會有預感，讓事情迎刃而解。

　　現在的我充滿活力，自信滿滿，從早忙到晚一點也不覺得累。夥伴們常常問我：「沛晴姊，你怎麼這麼有體力啊？」

　　「是天使靈氣救了我。」

　　「我是《扑斷手骨顛倒勇》啦！」

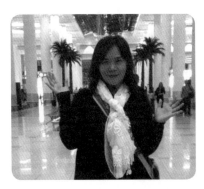

受訪者：吳沛晴

永不妥協的逐夢毅力

　　王昱婷是一位秀外慧中的女強人，她一個人擁有兩份事業。一份是專門為人做稅務、會計、財務方面的公司；一份是為人做八字、占卜、心理諮商、催眠、靈氣療癒的「昱安閣工作室」。

　　昱婷把兩份屬性不相同的事業都耕耘得很好，分別獲得業界的好評。這還不夠看，她是兩個孩子的媽，在事業、家庭都兼顧到的同時還在修博士學位，可見她的能力和毅力是非比尋常的。

　　「昱婷，妳在台灣、上海、北京已經帶了好多場天使靈氣工作坊，請妳跟我們分享成為天使靈氣老師的經過好嗎？」

　　嗯，我成為天使靈氣老師的過程充滿奇蹟，讓我不得不臣服。就讓我從一間不想被賣掉的房子說起吧。

　　前幾年我在市中心買了一棟價位很高的房子，本來想賣了舊屋來繳新屋的房貸是輕輕鬆鬆的，誰知舊屋賣了兩年仍然賣不出去；有一次跟買主都已經談好價錢要簽約了，對方卻臨時取消。我很納悶這房子的屋況這麼好，環境也很清幽，為什麼賣不出去呢？後來才想到有一次為個案催眠時，他看到有很多人在這房子裡上課。

「這房子是要帶人踏上靈性道途的」。

我想如果這房子真有它的使命，那就花錢把它整理好當教室吧。可是教室裝潢好兩年了，仍然閒置在那，因為我的工作非常忙，還要寫論文，根本抽不出時間開課；而且當時我跟天使並沒有很深的連結，沒有勇氣帶天使靈氣工作坊。

2018年發生了一件事讓我不得不臣服。

那年除夕前我從上海要搭機回台灣，我記錯班機時間，抵達機場時飛機已經飛走了。當時我很慌，打電話問在旅行社的妹妹該怎麼辦？妹妹告訴我到櫃檯登記下班飛機的後補位。

我到櫃檯一看，天啊！前面已經有十幾個人在排隊，過年前回台灣的機票一票難求，根本輪不到我後補。我歸心似箭，孩子們在台灣等我，我不能讓孩子等不到媽媽回家過年啊。那時我想到了天使！趕快召喚 Michael 大天使，請祂幫助我登記到候補的位子。

我非常專注虔誠的向天使祈求，Michael 大天使一個字一個字清清楚楚的告訴我：

「不要擔心，你會有位子的。」

Michael 大天使這句話讓我的心整個安定下來。我鼓起勇氣到櫃檯告訴櫃檯小姐我錯過班機，請她幫我找一個位

子。櫃檯小姐竟然把僅有的一個候補位給了我，那是商務倉機位，機票要人民幣伍仟捌佰元，當時我緊張到連自己微信的密碼都忘了，還好身上剛好帶了人民幣陸仟元，我付了機票錢趕緊跑去登機。

這件事帶給我很大的震撼。我相信有天使！而且天使真實的與我互動過；因此我決定帶天使靈氣工作坊。

但是我上完天使靈氣教師階已經很久了，內容早就忘得一乾二淨，根本不知道要從哪裡開始。

「Michael 大天使，我決定帶天使靈氣工作坊，但我不知道要怎麼開始，也不知道學員從哪裡來，請告訴我要怎麼做。」

Michael 大天使給我非常明確的訊息：
「去找你的同學～周清華。」

我觀摩了清華老師的教學方式，覺得清華的教法簡單明瞭又易學，她熱心的指導我如何開始，並且給我教師資料和音樂檔，這下我知道怎麼帶工作坊了。

2019 年我開始在台灣、上海、北京帶天使靈氣工作坊。剛開始學生人數並不多，多半都是友情贊助半買半相送，但至少我踏出了第一步。

是不是靈性老師都要經歷一番淬鍊呢？2020年我的挑戰正式開始。受到新冠狀病毒的影響，我很多稅務的客戶

倒閉了，連代也影響到我公司的營運。將近兩年的時間，我每個月入不敷出，都是掏積蓄來發員工薪水和支付所有的開銷，再苦還是得咬緊牙根撐下去。

2021 年我實在撐不下去了，經常不知道員工的薪水和房貸的錢從哪裡來。每當我為錢煩惱的時候，天使總是為我打氣「你是豐盛的」、「你一定可以渡過難關」，很神奇的就會有貴人主動來幫助我，讓我暫時渡過難關。

經濟上的難關有貴人相助，但情感上的孤單無助沒有人幫得上忙。我先生在上海工作，因為疫情兩地來回要隔離一個月的時間，他不方便回來台灣，我要工作也無法去上海。雖然我們每天都有視訊通話，但也安慰不了我獨撐一切事務的艱辛。寒假期間先生回來過年，當他要回去上海的時候我忍不住哭了，這一離別又要好久才能相聚啊。

還好這段期間有天使靈氣支持我，讓我擦乾眼淚繼續往前走。

疫情期間我做了四件大事：

一‧把博士班的學科都修完了，準備資格考並開始寫博士論文。

二‧運動鍛鍊身體，心肺功能大大提升。

三‧經營自媒體，讓人看見我在做什麼。

四‧規劃更多課程內容。

我知道我有永不妥協的逐夢毅力，時機不到，蟄伏沉

潛；時機一到，驚而奮起。我不會讓台灣的教室空很久，也沒有忘記去大陸地區推廣天使靈氣的承諾。

我在這裡等待黎明的曙光到來。

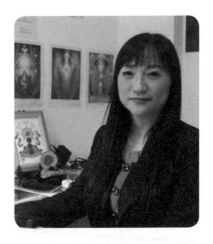

受訪者：王昱婷

天使幫助我業績長紅

　　張琪彗長得很福態，不管什麼時候看到她總是笑咪咪的，好像彌勒佛一樣。或許正因為她像彌勒佛一樣笑口常開，熱心慷慨，所以她很會賺錢，錢跟她是麻吉好朋友。

　　琪彗是不動產業的一匹黑馬，任何房子、土地到她手中很快就能銷售出去，一個月賣個四、五間房子對她來講是輕而易舉的事。

「琪彗，當初妳怎麼會想學天使靈氣呢？」

　　哦，這要從一場天使之愛分享會說起。

　　民國 108 年 1 月沛晴姊帶我參加天使之愛分享會～ 連結 Michael 大天使。當時我只是抱著參加一場講座的心態，並不覺得人類可以跟天使產生什麼互動。

　　參加天使之愛分享會隔天，我在公司印宣傳單時列表機突然當機，修理很久仍然無法使用。我想到 Michael 大天使會修理電器，於是就照著老師教的方法召喚 Michael 大天使。

　　「Michael 大天使，清華老師說祢會修理電器，請祢幫我修理列表機，我急著要印宣傳單。」

說完沒多久，就聽到列表機「卡拉～卡拉～卡拉」發出聲響，接著有一個聲音告訴我：「把電源拔掉」。我按照指示把電源拔掉再重新開機，列表機就正常運作了。

這件事讓我非常驚訝，原來真的有天使！而且天使跟人類可以這麼親近；所以我才去上天使靈氣初階、進階工作坊。

學了天使靈氣之後，我覺得跟天使做朋友實在是太棒太棒了！以前我帶客人看房子的時候，如果那個房子不乾淨有阿飄存在，我回來一定會不舒服好幾天；現在我不怕了，我有一把保護傘，只要發覺不對勁馬上就召喚 Michael 大天使。

有一次我跟學妹去看一間座落在宮廟旁邊的房子，門一打開就聞到潮濕的發霉味，我瞬間感到天旋地轉，站都站不穩，也不能呼吸，我知道我「中獎」了，趕緊召喚 Michael 大天使來清理淨化空間。幾分鐘之後，那股嗆鼻的霉味不見了，整個空間的氛圍也不一樣，我終於可以呼吸了。

回公司一查才知道那房子別家仲介賣很久都賣不出去，可是我和學妹一週內就把它賣掉了。

從民國 108 年 1 月認識天使到 7 月，短短半年內我還清了所有的債務。以前我聽信別人建議投資股票虧了很多錢，再加上用錢闊氣，有錢就亂買東西，買這個送同事，買那個送長輩，賺多少花多少，根本沒有存錢。天使幫助我業績一直強強滾，才能在半年內還清債務，我真的好感激天

使喔。

「琪彗，妳把業績長紅歸功於天使的幫助，我很好奇天使如何幫助妳銷售？」

是這樣的，每次只要我手邊有新的案件，我一定親自去勘查場地，並且召喚夏彌爾大天使來看看這場地，請祂幫我找合適的人來買。回去之後我會留意訊息，有任何靈感出現都要去試試看。譬如：突然想到「去問問隔壁鄰居要不要買？」這時不要猶豫，就去做做看。

當然在行動前要花點腦筋想好方法，總不能跑去跟人家說～天使叫我來問你要不要買這房子？我會技巧的在周邊發傳單，告訴附近的每一戶人家：「我手上有一間房子要出售，坪數多少坪，如果你想要再添購房子，或想要孩子和親人跟你住得近，歡迎來看看。」沒多久，就會有電話進來要我帶看了。

帶看的時候我一定會事先抵達現場，在那裡做奉獻空間，請天使清理淨化場地。等客戶到的時候，我召喚對買賣這個房子最有幫助的天使臨在，請天使幫助買家和房子做磨合，讓買家買到舒適的房子；房子也找到好的主人。

前置作業做好了，我就盡心盡力為客戶服務，把握最佳時機把斡旋金收進來，再做簽約的後續動作。這就是我銷售的整個過程。

天使的幫助＋自己的努力＝長紅的業績。

天使不僅在工作上幫助我，也讓我學到要尊重金錢，好好使用金錢。以前我愛亂買東西，一位命理師說我「有財沒庫」，要找信任的人來幫我管錢。現在我當自己的理專，自己的錢自己管、自己理，畢竟「理財」是每個人都要學習的能力。

我決定在自己專業的領域做不動產的投資，只要存夠錢就買一間房子，再存夠錢就買一塊土地。買進一間又一間的房子、一塊又一塊的土地 ⋯⋯嘿！賣了那麼多房子和土地給別人，當然也要買進很多房子和土地給自己嘍。

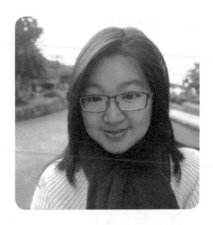

受訪者：張琪彗

當天使靈氣融入我的生活……

　　這幾年台灣的身心靈圈朝氣蓬勃，許多擁有靈性天賦的「靛藍青年」紛紛出來帶課程，吸引很多年輕族群。

　　（註：靛藍人是指被視為擁有某種特殊意志力或超自然能力的人。）

　　煌語是一位溫文儒雅的靛藍老師，他很年輕卻會很多種靈性課程，主要以教天使靈氣、天使訊息諮詢、擴大療癒、頌缽為服務項目。煌語的文筆很好，經常在網路上寫天使的訊息和溫馨的小品，文中真情流露，沒有包裝和虛偽，給人一種清新的感覺。

　　「煌語，請跟我們聊一聊，在那麼多課程中為什麼你選擇成為天使靈氣老師？」

　　其實我在大學的時候就在做天使卡解讀了，真正跟天使有深刻連結是在大學畢業之後。

　　大學畢業時我對未來很迷惘，沒有方向，不知道自己要做什麼。我的父母告訴我：「既然沒有目標，就去考公務人員吧。」。

　　在準備公務人員考試的時候，我更加迷惘，雖然我不

知道自己要做什麼，但至少我知道我不想當公務人員，那不是我要的生活。

有一天我受夠了這種生活，我向天使禱告：

「天使啊，我想要改變現在的生活，請為我指引方向。」

天使回應我：「把自己的真相說出來，去跟父母溝通。」

蛤，跟父母溝通？這是一件多麼可怕的事啊，從小父母就安排我做這個做那個，怎麼可能聽我的意見？我覺得天使的建議行不通，我不理會這個訊息。

事隔兩個月，我更加受不了了，再次祈求天使指引我方向。

天使鼓勵我：「你只要去做，從這一刻開始就會改變。」

於是我寫了一則訊息給爸媽，告訴他們我不想當公務人員，我想要當占卜師和諮詢師。寫完後我猶豫是否把訊息發出去，抽了一張天使卡，竟然是「勇往直前」，再抽一次卡仍然是「勇往直前」，於是就鼓起勇氣把訊息發了。

出乎意料之外，爸媽並沒有責備或反對我，他們只是靜靜的聽我說。我第一次感受到被父母完全的包容接納，

感動得都哭了。

　　我開始尋找我想要的靈性課程，第一個找到的就是「天使靈氣」。原本我預計上到「專業執行師」，沒打算上「大師階」當老師；我覺得自己還年輕，需要時間來轉化內在的東西，講出來的話才有力量和溫度。

　　但是在「專業執行師」點化的時候，上主默基瑟德對我說：「你背後有我們的支持，還擔心害怕什麼呢？」所以我才去上「大師階」工作坊。

　　上完大師階之後，天使靈氣真正融入了我的生活。

　　當我又陷入迷惘不知道要做什麼的時候，只要自我療癒，迷惘的指數瞬間下降，下降到我可以平靜的面對它。當我有情緒的時候也一樣，療癒完心就開了，不再執著於原來的觀點，能夠換一個角度看待事物，接受它的各種可能性。

　　當天使靈氣融入我的生活，哇！我發現這世上怎麼有那麼多我想嘗試的東西，我開始享受學習的樂趣。例如：以前我討厭畫畫，害怕自己畫不好，但是在畫畫過程中，我學習接納自己，承認當下我只能做到這樣；我也在畫畫中看見自己的進步，欣賞當下的美。

　　我開始走出家門到各地去學習，自己一個人在外縣市住宿。我認識了很多新朋友，也遇到很多貴人，我不再有很多自我限制和害怕，我知道一路上天使都默默保護著

我。

天使靈氣照亮了我的生活，我不再迷惘，我清楚知道未來要做什麼。因此我要把這一份感動與喜悅分享出去，讓更多人從天使靈氣受益，這就是我成為天使靈氣老師的主要原因。

但是成為天使靈氣老師並非不會碰到考驗，相反的考驗更多，生命的課題會一一的出現，好叫我們能夠穿越它。

在帶天使靈氣工作坊的時候，我看見我對自己有很多的批判。「自我批判」是我人生很大的課題，從小我就怕被別人批評比較，就算別人沒有評論我，我也會想像自己可能做不好。

每當我又在自我批判的時候，我就自我療癒。天使靈氣不是直接清除這些批判，而是讓我看見自己內在的狀態，正視它，批判的聲音就不再那麼頻繁出現了。

開課前我對於不可知的狀況會緊張焦慮，但很神奇的，我只要進入課程就不會緊張了。在天使靈氣工作坊中，天使們一直與我同在，引領我做清晰的表達，賜給我智慧回答學員的問題，讓每一場的工作坊都能圓滿完成。我愈來愈信任天使，也就愈來愈相信自己。

從開課到現在，我已經帶了十幾場天使靈氣工作坊。

我很開心就在清華姊訪問我的前幾天，我們全家搬到新買的房子，父母同意我承租舊家把它裝潢成工作室；之前我就想要有一個自己的工作室，沒想到這個願望隨著搬家一併實現了。

我工作室的課程規劃主要以靈氣為主，另外也會有頌缽、擴大療癒、天使訊息諮詢、占卜、美容按摩、場地租借和提供學員住宿等服務。期待工作室完成之後，能夠大力推廣天使靈氣。

我很幸慶當初聽了上主默基瑟德的建議上完「大師階」，讓天使靈氣真正融入我的生活。

當天使靈氣融入我的生活，我堅定的走在自己的道途，不斷完成我的夢想。

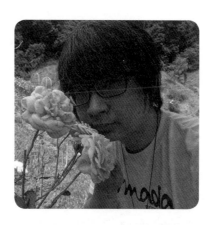

受訪者：林尚謙（煌語）

🎺 我找到自己

　　婕宇是一位身體工作者，她的感知力非常敏銳，好像一部精密的核磁造影機，只要觸碰到客人的身體就可以清楚「照出」對方的身體狀況。她常在客人還沒發病之前就發現他有狀況，幫助對方能夠及早治療。

　　婕宇有一個跟隨她十幾二十年的困擾，這個困擾對她而言是可怕的夢魘；很弔詭的，它卻是現今身心靈圈大家非常渴望擁有的能力。這件事到底是什麼呢？我們來訪問婕宇。

**　　「婕宇，妳可以告訴我們困擾妳那麼多年的夢魘到底是什麼嗎？」**

　　我從十幾歲開始就敬畏神明，並且對神秘學感興趣；學了氣功之後突然可以「看得見、聽得到」。之前我很希望擁有神通，可以看見或聽到神明的指示，這樣就不用擔心未來；可是真的擁有神通之後才知道那是禍不是福。

　　自從看得見之後我不敢靜坐，只要閉上眼睛就會看到有「東西」在空間裡飛來飛去。為客人做身體的時候，也會看到跟客人有關的靈體像溜滑板車一樣咻～從我身邊掠過去。

如果我到一戶人家門口，突然毛骨悚然不想進去，就表示那個地方不對勁，最好不要進去；非不得已進去之後會看到鬼魂、蟲子、怪物、頭顱……樣子實在太可怕了！但是我在人家家裡，既不能尖叫也不能閉起眼睛，這些恐怖的畫面就直接烙印在我腦海裡。

我不敢照鏡子，害怕鏡子裡會突然出現一張女鬼的臉。我的眼睛也無法聚焦，看東西會忽遠又忽近，明明躺在床上看天花板離我很遠，一眨眼它卻變成近在眼前。一年365天我大概只有5天清醒，其他360天都昏沈沈的，頭好像被什麼東西罩住似的。

我不知道自己為什麼會這樣？曾經請師父幫我關掉靈通，但沒多久它又自動打開了。即使暫時關閉的時候，我仍然可以感覺到「他們」，簡直就是揮之不去的夢魘。

「天使靈氣有沒有讓妳的夢魘不見呢？」

天使靈氣並沒有讓我的夢魘不見，我仍然看得到可怕的畫面。可是我已經不像以前那樣害怕，我敢靜坐也敢照鏡子了，而且頭腦一天比一天清晰。

上完天使靈氣初階之後，有一天我突然發現～我的人生除了「做」之外，什麼都沒有。我會幫客人做身體、打掃、洗衣服、照顧家人吃飽穿暖，拿掉這些之後我的人生等於零，什麼也沒有。這種空盪盪的感覺有點可怕，迫使

我為自己出征，踏上自我追尋的旅程。

感謝這段旅程一直有天使的陪伴。我常常祈請天使賜給我智慧，讓我知道如何表達。從小我只會做不會說，沒辦法表達自己的想法，也不知道自己要什麼，這讓身邊的人很困擾，有時甚至會誤解我。

當我因為別人的一句話或某個行為感到受傷的時候，我會跟天使說：

「天使啊，請療癒我這顆受傷的心。」

當我不明白為什麼我對事情會有這種反應的時候，我祈求：「天使啊，請讓我看見真相。」

事情的來龍去脈就會逐漸清晰。最終我看見～哦，原來這個情緒是從爸爸那邊來的。原來我這麼容易緊張是受媽媽的影響。原來我這麼做是為了保護自己……當我有這樣的看見之後，就能用全新的觀點重新看待事情。

每一次請求天使都是我最脆弱、無助的時候，天使總是給我滿滿的愛和支持。天使靈氣幫助我撥雲見日，把不再適用於我的思想、限制性信念和習性逐漸的去掉；我愈來愈瞭解自己，也愈來愈會表達自己。

有一天我看見鏡中的自己呈現小時候那個天真無邪、笑咪咪、憨憨的模樣。哇！那個很快樂、很純真、總是問

大人一些無厘頭問題的小女孩回來了。

　　「我找到自己了！」

　　「那個純然的自己就在這裡。」

　　祂沒有不見，只是好久不見。

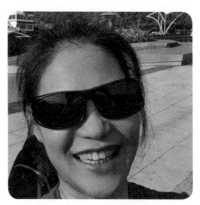

受訪者：婕宇

我要跟這世界連結

　　胡沛琳是一位冰雪聰明的現代新女性，長得十分甜美，卻是個女中豪傑，做事乾脆俐落，她的冷靜、邏輯思考、分析判斷能力是一般人無法比擬的。

　　今年對沛琳來講是個轉換的年度，她決定今年開始帶天使靈氣工作坊，同時也在今年接下扶輪社社長的職務。自從當了社長之後，她臉上經常洋溢著喜悅的笑容，問她為什麼，她說把社務交給天使，一切運作就輕鬆不費力了。

　　「沛琳，我很好奇妳如何把社務交給天使，請跟我們分享交托的過程好嗎？」

　　是這樣的，公益社團的社長向來要出錢出力，歷任的社長都是靠個人魅力、財富、經營能力、人脈資源在運作社務；我很清楚社長這職務不簡單，所以早在上任前半年就開始運作能量，向天使不斷的禱告。

　　「天使啊，請祢們祝福我即將上任扶輪社社長這件事。」

　　「我不知道我可以為社團做什麼？貢獻什麼？請讓我在未來的一年能夠展現我的特質與影響力。」

上任之後，我採取跟過去不一樣的領導方式，社務不是社長一個人的事，而是所有社友共同參與。我把社務分為幾個組別，請社友自行選擇加入哪個工作小組；每位社友都要參與社務，但每個人做一點點貢獻，集合起來整個計劃就很完整。我鼓勵社友用自己的方式做社務，不用墨守成規，大家在合作中展現個體的獨特性。

年度計劃早就規劃好每個月份的行事曆，所以我在當月就把下個月的社務跟天使報告，請求天使協助。

「天使，下個月我要做某某議題的決策，請祝福這個會議，讓我知道要尋問誰的意見，找誰來幫忙推動。」

「我開放各種可能性，我相信祢們會讓我體驗到不同的經驗。」

每一次交給天使之後，我完全敞開，順著直覺走。無意間我會找對人問對問題，此人提供給我的方向和意見都是十分可行的。無意間會有社友主動聯繫我，他們提供給我的正好是我當下需要的。無意間我會有靈感，知道這個案子要找誰來幫忙推動等等。

我這個社長只負責統合大家的意見和力量，然後把它炒出一盤盤好菜端上桌。

我們有開新的社會服務案「鳳鳴陪讀班」支持計劃，希望給鶯歌鳳鳴國小的弱勢學童課後有一個地方學習，有

人陪伴他們。社裡每個案子編列預算只有十萬元，這個陪讀計劃估計預算卻要壹佰參拾萬元，要怎麼做呢？同樣的我也是把它交給天使。

「天使，請讓我知道這個案子要如何開始？」

天使給我靈感：募集「食物箱」。幹部和社友們覺得這個構想很好，案子直接成行，快速通過理監事會議。我們在一週內就募到伍拾貳萬玖仟元，這真是個好的開始。

接下來我們計劃找企業、各大社團請他們每個月捐伍仟元支持這個計劃。天使同樣賜給我靈感，讓我知道找誰來推動這個計劃最適合。我邀請創社總監出席「食物箱」的捐贈活動，她有跨地區的影響力，可以號召新北市各扶輪社來共襄盛舉，有她的認同和支持，馬上就能籌措到後面的預算，這個案子離成功就越來越近了。

另外我還想到去拜訪新北地區的學生社團，邀請大哥哥大姐姐在週六日來教孩子才藝和陪他們玩；或許孩子們藉著才藝的學習會發現自己的興趣和潛能。

把社務交給天使之後，我做的事很少，可是成果卻超乎自己所能評估。不僅我體驗到不同的經驗，社友們也體驗到了；因此益發熱心參與社務，形成一個正向的循環。

「請問沛琳，妳要忙公益的社務，同時又要兼顧自己的靈性事業，這之間怎麼做平衡？」

其實對我而言，當社長或當靈性老師本質上都是相同的，都是要釋放過去層層的枷鎖，勇敢的採取行動，去展現個人的力量。

日前看了一本書「靛藍成人的地球手冊」，書中提到靛藍靈魂的特質和要突破的課題，我才知道，我要突破的正是靛藍靈魂在地球努力要穿越的課題。這本書給我超強大的支持，瞬間感覺非常有存在感。

靛藍靈魂有一個很大的課題：內心有強烈的孤獨感，覺得自己不屬於這個世界；他們要勇敢的跟世界連結，才能將靛藍靈魂要帶給這世界的使命展現出來。

透過社團的職務，我把自己投入這個世界，鬆開一條條綑綁在靛藍靈魂心上的繩索，全然的接納自己靈魂的本質，不再懷疑、不再批判自己。最終發現：展現靈魂本質原來是一件很有能量和很有影響力的事。這種感覺超棒的！我不再逃避了。

當社長和靈性老師是我目前跟這世界連結的方式，我覺得這兩個服務性質相輔相成，一點也不衝突。

當我像一座塔台對外發出「我要跟這世界連結」的訊號，世界也回應了我；讓我串聯更多的人和資源，有更多需要服務的人自動找上門來。

塔台在這裡不斷發出訊號：「我要跟這世界連結……
我願意與這世界連結……」

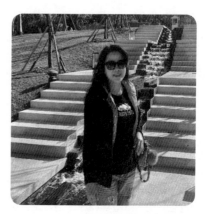

受訪者：胡沛琳

自在的做自己

　　蕭彤鈞博學多聞，不管哪一方面的問題請教他，他就像 Google 搜尋一樣隨時能給出答案。他對能量的感知非常敏銳，只要站在一個人的身邊，就可以感知到這個人帶著什麼樣的能量頻率；因此除了工作上的必要，他幾乎很少參與社交活動。

　　彤鈞對於天使靈氣讚不絕口，經常推薦人來參加天使靈氣工作坊。這次我請他分享一個天使靈氣的故事，他竟然有這樣的反應。

　　彤鈞：「很難耶，天使靈氣實在太好了，好到無法用一個故事來詮釋祂。」

　　我：「是的，確實很難用一個故事概括天使靈氣，但是每一個人都分享一個主題點，兜起來就能呈現天使靈氣多元的面向了。試試看吧。」

　　彤鈞：「誒，故事太多了，到底要說哪一個好呢？」他一邊說一邊騷頭，一副很燒腦的樣子。

　　「彤鈞，試著從最近印象深刻的一件事來聊聊吧。」

　　哦，我想起來了。

　　前幾天我去參加一個告別式，發現學天使靈氣實在太

好了，進出殯儀館我再也不用「心驚驚」嘍。

以前我只要從喪家門口或附近經過，都會感受到家屬的悲傷和自責，大多數家屬對於死者都帶有愧疚感，覺得自己做得不夠好，沒早一點發現死者的病情，或自覺沒好好盡孝道等等，能量非常沉重。如果走進殯儀館，哇！那更是排山倒海的情緒能量，讓我恨不得趕快逃離那個場域。

這次在參加告別式之前我做了萬全的準備，請天使為我做保護措施隔絕外界能量的干擾，並且請天使全程陪伴我。很神奇的，在殯儀館內我竟然安然自在，沒有感受到任何沈重的能量，也沒有看到一些可怕的畫面。

在告別式中，我請天使安慰在場的親屬。很明顯的感受到整個會場充滿溫暖、平安、寧靜的氛圍；好像所有的悲傷都得到天使的撫慰和療癒。這是有史以來我感覺最溫暖的一場告別式。

自從學了天使靈氣之後，不管我在哪裡，做什麼事，我習慣讓自己靜下心來召喚天使，跟天使在一起。有天使陪伴的感覺很難用言語形容，我只會說「很溫暖」三個字。人一輩子都孤孤單單面對自己的一切，有天使陪伴感覺很溫暖，一點也不孤單。

「噢，我想到了！我要說的主題是～我找到了我一直在追

尋的《某個東西》。」

　　從小我就不斷的在追尋「某個東西」，自己也說不出來它是什麼。因此我到宗教裡去尋找，也看了很多哲學思想、倫理道德、人際關係、兩性關係、心理學等書籍，甚至也參加靈修、靈通、禪坐、靜心冥想活動，一路尋尋覓覓就是想找到「某個東西」。

　　過往所接觸到的人和團體都有他們可取之處，但是我最不能接受的是裡面有很多的規矩，規定要做這個做那個，要這樣想不能那樣想，我覺得很吵很煩，有一種被干涉的感覺，我又不是小學生幹嘛被規定這個規定那個，在這樣的氛圍裡我覺得渾身不自在。

　　團體裡甚至還充滿比較和競爭的意味，不是暗地裡相互較勁，就是明著炫耀自己完成了什麼，好像很厲害的樣子，這讓我覺得他們言行不一致，信仰和個人之間存在著很大的衝突感。其實別人怎麼樣不干我的事，或許他們覺得這樣做很快樂，就由他們去吧！總之這不是我要的環境。

　　我要的環境是一種自在的、舒服的、沒有腦袋的思辨、沒有競爭、沒有隔閡、像烏托邦一樣的世界。

　　上了天使靈氣之後，我找到了我的烏托邦；而且能夠勇敢的做自己。以前我比較沒有拒絕別人的能力，或許跟我在家排行老么有關，家人叫我做什麼我就做什麼，早已

習慣配合別人。

　　天使靈氣讓我內在有穩固的力量向別人說「NO！」，不管後果怎麼樣，我不要就是不要，沒有理由，也不能勉強我。

　　這是多麼大的改變啊！以前即使我拒絕了，腦袋仍會聒噪的說：「誒，你這樣做客人會不高興，會沒生意的。」。

　　我很喜歡現在這種輕鬆、沒壓力的狀態。天使靈氣讓我找到幾十年來一直在找尋的「某個東西」，這個東西就叫做～ 自在。

　　在天使無條件的愛當中，我逍遙自適，自在的做自己。

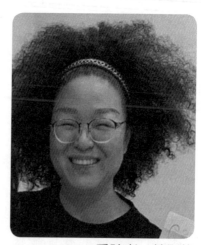

受訪者：蕭彤鈞

我不斷的心想事成

　　Claire Hsu 擁有像太陽般溫暖的特質，她的朋友很喜歡找她傾吐心事，她給出的溫暖、支持與正向很快就會讓人心情好起來，像向日葵一樣面向陽光。

　　Claire 熱心慷慨，只要有事請她幫忙絕對義不容辭。她樂於分享她的知識、經驗、物資和鼓勵，即使看到不認識的人愁眉苦臉，她也會想辦法讚美或感謝對方。

　　「哇！你的球鞋真好看。」

　　「謝謝你的好服務。」

　　對方聽了嘴角不知不覺就往上揚了。

　　「天使靈氣太殊勝了！我想要分享一個令人興奮的主題～我不斷的心想事成。」

　　自從學了天使靈氣之後，我不斷的經歷各種心想事成。舉一個最近發生的例子來說吧。

　　幾年前我先生向銀行借貸了一筆大額款項添購公司的設備器材，今年八月合約到期得全部還清，眼看預定的期限快到了，我擔心是否能如期償還？

　　今年二月廿八日那天我邀請先生參加天使之愛「我是無限豐盛」的活動，回去之後我們一起很認真的做了兩輪

次的「133 致富療癒」。我還為先生「建構光球」，裡面灌注了四個程式設計：

1. 廣開財富之門。

2. 擁有為家庭做出最好的選擇和決定的智慧。

3. 在今年八月還清所有銀行借款。

4.在最短的時間內遇見雙贏共好、造福人群的事業夥伴。

我天天祈請完美天使為光球灌注顯化的能量，能量足足運作兩個禮拜，才用「眼神療癒」把光球傳給先生。

神奇的事發生了！兩個月內各方面因緣具足，我們果真還清了所有借款；並且遇見理想的事業夥伴，讓公司更上一層樓。

我不知道要如何感謝天使，如果沒有天使的幫忙，我們怎麼可能在那麼短的時間內還清借款？我無限的感恩，深深感受到天使的愛和天使靈氣的殊勝。

再分享一個美麗的心想事成。

去年我在國外跟孩子們一起過年，都已經到聖誕節前兩天了還沒看到下雪，一點也沒有聖誕節的氣氛，於是我對著天空向天使請求：

「給我一個白色聖誕吧！」

「給我一個白色聖誕吧！」

第二天夜裡果真下雪了。

早上醒來時雪已經停了，我看到窗外白皚皚的一片，高興的大叫：「耶！白色聖誕……白色聖誕！」。

或許你會說這是巧合，但我就是相信這是天使送給我的白色聖誕。

我又向天使請求：「天使啊，再過三天我就要回台灣了，請讓我在回台灣之前，能夠在白天看到雪花飄落的情景，這樣我就滿足了。」。

就在回台灣的前一天，午後突如其來下了兩小時大雪。我靜靜望著雪花飄落的情景，好美、好寧靜、好祥和，完全心滿意足。

在生活中心想事成的事例更是多到不勝枚舉。

例如：前陣子去了幾次大賣場，都沒找到我慣用的蔬果洗淨液。我心裡想：「好想買到它哦！」

過兩天又去同一個賣場，順道走到廚房區看看。誒！它就在那裡！擺在其他牌洗淨液的最前面。只有一瓶，而且還打對折。

就這麼簡單！只要動意念就能心想事成，還有什麼比這更好呢？

「請問Claire，你平常都做些什麼鍛鍊，讓心想事成的能

力這麼強？」

我是一個很單純的人，一旦相信了就會完完全全的投入，並且真心的愛它。我相信天使，每天傻傻的自我療癒和做清理，不求結果，每次療癒完都覺得很舒服。

而且我對於來到身邊的每一件好事都同樣的興奮和感恩，沒有因為事情的大小而有分別心。我讚美宇宙的豐盛，源源不絕提供人們精神和物質所需。我把感恩和讚美表達出來，很神奇的，它們就吸引更多的好事到來。

我謹記：我發出什麼能量，就回收什麼能量的宇宙法則。每天早上醒來我會問自己：

「又是美好的一天，今天我要發出什麼樣的能量呢？」

我保守自己的能量，不抱怨、不批評、不把注意力放在擔心的事物上。我用正念看待所有人事物，練習不用黑白對錯二分法來處理事情。

每天自我療癒、感恩讚美、把注意力放在美好的事物上，以上三點是我心想事成的基本功。

另外，用靈魂的角度看事情也是很重要的。以前我看到殘障、貧窮、生病等人，都會覺得他們很可憐，很同情他們。學了天使靈氣之後，我明白不管一個人的外在條件如何，他的靈魂都是完美的。「憐憫」只會降低自己和對

方的頻率，對雙方都沒有好處，它並不是真正的慈悲。

　　現在我把憐憫轉為尊敬：「哇，好勇敢的靈魂啊！敢選擇這樣的人生劇本。」

　　瞬間提升了雙方的頻率，讓彼此可以創造更好的實相。

　　最後有機會就多幫助別人，在付出給予的時候，不要有「佈施」和「施捨」的心態，純粹是歡喜付出、真心給予，好像一家人彼此互相支持、共享資源似的。畢竟在源頭我們都是一家人哪。

　　所有發出去的能量終歸回到自己，當我們多付出，宇宙也會多給我們。而且宇宙是加百倍、千倍的給我們，最大的受益者是自己，何樂而不為呢？

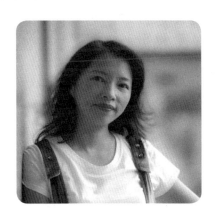

受訪者：Claire Hsu

感謝天使的服務與愛

　　張芳綺是雲林縣「主恩居家護理所」的所長，在她身上我看到阿甘的毅力和傻子的堅持，既佩服又感動。

　　芳綺對病況複雜的個案即使訪視次數超過健保署可申請的規定，仍然不計成本，以照顧病患為優先考量。因此她強迫自己尋找第二專長，以第二專長的收入來做貼補，讓「主恩」這個偏鄉護理站能夠繼續運作。她透過習得的第二專長借力使力、化腐朽為神奇已經邁入第十四個年頭了，若沒有傻子般的精神有誰會願意這樣做。

　　芳綺服務的對象都是在宅個案，為了降低個案併發症的發生，她每週至少去幫個案做傷口護理 2-3 次，很有耐心的教導照顧者如何為病人做護理指導，給予他們營養和用藥的指示。教導完她還會要求照顧者複述一次，確定他們都吸收理解了才放心，細心的程度超乎想像。

　　「主恩居家護理所」由於芳綺的用心經營，獲得了 2021 年全國唯一「樂活照護天使獎」。

　　「芳綺，恭喜主恩居家護理所獲得《樂活照護天使獎》，這看似成功的背後，卻是妳多年來堅持不放棄的結果。請跟大家分享在過程中天使如何支持妳？」

早期經營遇到最困難的時候，我曾經心灰意冷想要放棄；尤其面對工作環境的不友善和人性的醜陋，我精神抑鬱到連怎麼笑都不知道了，當初都是靠信仰和轉念才繼續走在這條路上。

　　學了天使靈氣之後我經常自我療癒，才漸漸找回失去的笑容，和當初立志當南丁格爾的初衷。我特別喜歡「穿越時空的療癒」，經常請天使療癒我身心的創傷、莫名的恐懼、累世靈魂的印記；讓我摒除枷鎖，看見內在的光輝，很有力量的去做對的事，並且成為更好的自己。

　　我是一個完美主義者，為了讓事業「好還要更好」，我像拼命三郎一樣常常熬夜工作，用意志力撐著身體直到完成階段性任務。長期下來我有疲勞症候群，經常感覺睡不飽，即使睡了十小時醒來還是感覺疲倦，雖然補充了 B 群、牛樟芝之類的保健食品，情況仍不見改善。自從自我療癒之後，精神狀況漸入佳境，熊貓眼也不見了。

　　我也經常為個案傳送天使靈氣，幫助他們改善健康狀況。

　　記得第一次為個案療癒是去家訪一位體重不到 38 公斤的罕見疾病病患。初次家訪時見她不停的嘔吐，全身虛弱無力的坐在輪椅上，經家屬說明才知道她躺在床上反而無法留置胃管，在醫院都是坐著更換，這就形同禁食狀態，從胃管灌進去的水分、牛奶、藥物在體內待不到十分鐘就

會從口腔吐出。

　　看個案因痛苦而淚流滿面，我實在不忍心，一邊為她裝胃管一邊請天使療癒她。三十分鐘後天使療癒完畢，我也順利將胃管留置妥當。

　　個案的媳婦看了驚訝不已，她對我說：

　　「妳是有史以來最快放好胃管的護理師，醫院的醫生都要花一兩個小時才放好，看婆婆痛苦那麼久，我們好捨不得哦。」

　　「我婆婆能遇見妳真是太好了。」

　　從那之後，每次去家訪這位個案我都會默默為她傳送天使靈氣療癒，如今她的身體狀況很穩定，連醫院的主治醫生都稱讚她進步神速。我很感恩天使靈氣，祂讓我在工作中默默幫助了很多個案。

　　今年 2021 年我收到基金會第六次邀請參選全國南丁格爾選拔。本來我對於各種參賽並不感興趣，可是又不好意思一再拒絕，所以就接受邀請。心想應該在第一輪書審就會被刷下來吧，哪知一個多月後我被通知通過了書審，要競選面試審。

　　面試審前幾天，我請求天使和揚升大師賜給我靈感和直覺力，讓我在面試的時候能言簡意賅做最恰當的表達。面試審當天，我祈請麥達昶、亞列爾、Michael 三位大天使分別賜給我智慧、果敢和力量，並且全程與我同在。很神

奇的，那天面試審一切都很順利，我對自己的表現也很滿意。

　　經過一連串的過關斬將，我拿下全國唯一一個名額「樂活照護天使獎」的桂冠。

　　自從學天使靈氣以來，我愈來愈快樂和豐盛，事業也愈來愈順利。在業界曾經有人評論我：

　　「這個人敢做、敢言、永不妥協的氣勢好像來頭不小，背後一定有強大的靠山。」

　　是的！我背後確實有強大的靠山，整個天使王國的天使都是我親密的夥伴，祂們時時刻刻都在支持我，這靠山還不夠大嗎？

　　我很感謝天使對我的愛與服務，所以我也效法天使，竭盡所能去愛每一個個案，並且為他們提供最優質的服務。

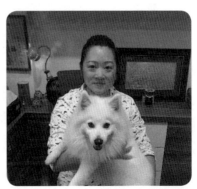

受訪者：張芳綺

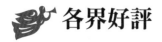

各界好評

陳沁瑜 / 天使靈氣諮詢療癒師·工作坊帶領人

「天使靈氣在人間」書中有很多寶藏，值得大家一讀再讀。

翻閱此書就好像啟動導航，它會帶你進入光的天使王國去尋寶。

賴麗榕 / 任林教育基金會《幸福觀點》主編

很久以前，當我還是個工讀生的時候，清華姊就是我的天使了！她長時間為我做愛心便當、教導我；現在她透過這本書將天使和自己的愛散播給更多的人。

「天使靈氣在人間」這本書具有神奇的療癒力，看著看著，就跟著書中的人物一起成長，看見自己的價值。

劉玟萍 / 明尼蘇達州生活型態醫學 Lotus Health Foundation 創辦人

本書是最好引介天使靈氣的工具。真實的生命故事勝過於言辭的表達，讓我們更能體會天使靈氣的殊勝，而不被冗長的學理解釋模糊焦點。

書中每篇故事都打動人心，讓我們從中得到啟示和為自己加油打氣。它是讓你跟天使成為合作伙伴最棒的禮物。

顧婉青 / 台北市華英國際同濟會會長

本書向我們訴說：天使靈氣真實而無所不在，誠心向天使祈求，祂必回應我們無條件的愛～天使靈氣。我喜歡這本書，誠心推薦給您。

陳瑩娟 / 高中教師

這本書彙集了個案、作者、學員與天使互動的真實故事。藉由本書的分享，相信能讓每一個人感受到天使的愛和神奇的療癒。真心推薦給想要了解天使靈氣、或已經學過天使靈氣的朋友。

張嘉祐 / 奇美醫院神經內科主治醫師

我們都是造物主摯愛的兒女，永不會孤單，因造物主會派遣天使用無條件的愛來慰藉憂傷的心靈。

看完本書每一則感人至深的生命故事後，我更相信造物主會透過一群人間天使來傳遞祂無所不在的愛。

當我們感受到造物主的恩澤，是否也該讓愛傳遞下去，讓愛成為人間不斷迴響的樂曲？

楊文富 / 臻美自然診所行政副院長

天使靈氣是我進行個案諮詢及協助調整身心靈平衡，效果非常好的方法之一。

「天使靈氣在人間」是一本充滿天使之愛的書，藉由它我們都能擁有天使之愛，人人都能譜寫屬於自己美好良

善的故事。

徐欣妙 / 新店耕莘醫院醫務部管理師

本書告訴我們一個鐵的事實：天使靈氣真的在人間！

我很幸運受到天使的照顧，讓週遭一切煩心的事順利解決，懷著信心繼續與天使連結。希望藉由此書的推廣，讓人間處處充滿天使。

徐櫻月 / 語恩運動工作室負責人

閱讀此書讓人感受到天使的愛總是包圍著我們，幫助我們用全新的眼光和心情面對每一天。

劉秀玉 / 資深語文老師

「天使靈氣在人間」我輕鬆的看；如同看故事一樣沒有壓力的閱讀。讀著讀著彷彿進入了主角的生命中，同時也接受了天使的祝福和療癒。

「天使靈氣在人間」我嚴謹的看；書中脈絡分明，帶領我們認識天使靈氣，看見天使靈氣帶給人們由內而外的改變。重點它不是宗教，不需要你「信仰」或「供養」；它沒有恐懼，沒有威脅利誘，只有滿滿的愛。

至於作者清華對天使靈氣的熱愛與付出，更是有目共睹。溫暖如她，是我的人間天使。您找到天使了嗎？透過本書您可以早日與天使相逢，享受天使的守護。

天使靈氣在人間

作　者／周清華

美術編輯／了凡製書坊
責任編輯／twohorses
企畫選書人／賈俊國

總 編 輯／賈俊國
副總編輯／蘇士尹
編　　輯／高懿萩
行銷企畫／張莉滎　蕭羽猜　黃欣

發 行 人／何飛鵬
法律顧問／元禾法律事務所王子文律師
出　　版／布克文化出版事業部
　　　　　台北市中山區民生東路二段 141 號 8 樓
　　　　　電話：(02)2500-7008 傳真：(02)2502-7676
　　　　　Email：sbooker.service@cite.com.tw
發　　行／英屬蓋曼群島商家庭傳媒股份有限公司城邦分公司
　　　　　台北市中山區民生東路二段 141 號 2 樓
　　　　　書虫客服服務專線：(02)2500-7718；2500-7719
　　　　　24 小時傳真專線：(02)2500-1990；2500-1991
　　　　　劃撥帳號：19863813；戶名：書虫股份有限公司
　　　　　讀者服務信箱：service@readingclub.com.tw
香港發行所／城邦（香港）出版集團有限公司
　　　　　香港灣仔駱克道 193 號東超商業中心 1 樓
　　　　　電話：+852-2508-6231　　傳真：+852-2578-9337
　　　　　Email：hkcite@biznetvigator.com
馬新發行所／城邦（馬新）出版集團 Cité (M) Sdn. Bhd.
　　　　　41, Jalan Radin Anum, Bandar Baru Sri Petaling,
　　　　　57000 Kuala Lumpur, Malaysia
　　　　　電話：+603- 9057-8822　　傳真：+603- 9057-6622
　　　　　Email：cite@cite.com.my
印　　刷／韋懋實業有限公司
初　　版／2022 年 1 月（三刷）
定　　價／350 元
Ｉ Ｓ Ｂ Ｎ／978-986-0796-66-7
Ｅ Ｉ Ｓ Ｂ Ｎ／9789860796674（EPUB）

© 本著作之全球中文版（繁體版）為布克文化版權所有‧翻印必究

城邦讀書花園　布克文化
www.cite.com.tw　www.sbooker.com.tw